La magia de la
KOMBUCHA

Recetas probióticas para mejorar la salud

María G. Siñeriz

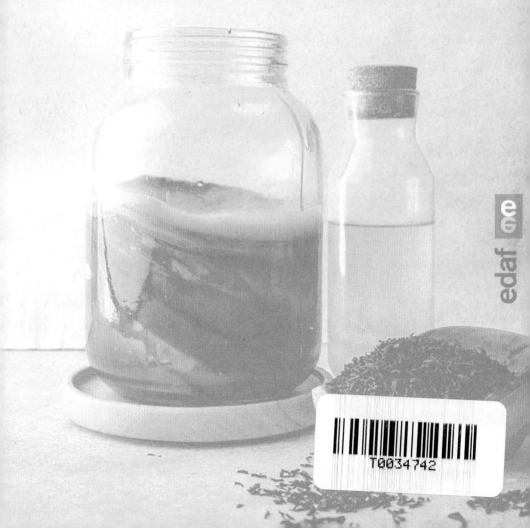

edaf

T0034742

La magia de la
KOMBUCHA

Recetas probióticas para mejorar la salud

María G. Siñeriz

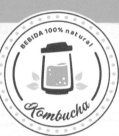

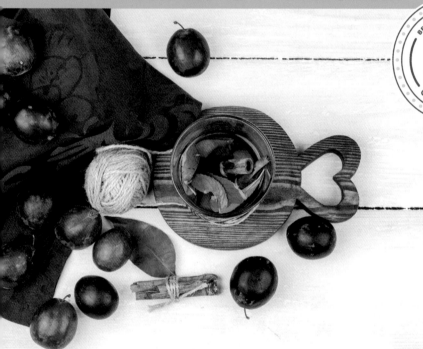

edaf

www.edaf.net

MADRID - MÉXICO - BUENOS AIRES - SANTIAGO
2023

© 2023. María G. Siñeriz (@NutrirsaludMS).
© 2023. De esta edición, Editorial Edaf, S.L.U., Jorge Juan, 68 — 28009 Madrid.

Diseño de cubierta: Marta Elza
Maquetación y diseño de interior: Diseño y Control Gráfico, S.L.
© Fotografías del interior: María G. Siñeriz
© Todos los derechos reservados.

Editorial Edaf, S.L.U.
Jorge Juan, 68
28009 Madrid, España
Telf.: (34) 91 435 82 60
www.edaf.net
edaf@edaf.net

Ediciones Algaba, S.A. de C.V.
Calle 21, Poniente 3323 - Entre la 33 sur y la 35 sur
Colonia Belisario Domínguez
Puebla 72180, México
Telf.: 52 22 22 11 13 87
jaime.breton@edaf.com.mx

Edaf del Plata, S.A.
Chile, 2222
1227 Buenos Aires (Argentina)
edafadmi@gmail.com

Editorial Edaf Chile, S.A.
Avda. Charles Aranguiz Sandoval, 0367
Ex. Circunvalación, Puente Alto
Santiago, Chile
Telf.: +56 2 2707 8100 / +56 9 9999 9855
comercialedafchile@edafchile.cl

Queda prohibida, salvo excepción prevista en la ley, cualquier forma de reproducción, distribución, comunicación pública y transformación de esta obra sin contar con la autorización de los titulares de la propiedad intelectual. La infracción de los derechos mencionados puede ser constitutiva de delito contra la propiedad intelectual (art. 270 y siguientes del Código Penal). El Centro Español de Derechos Reprográficos (CEDRO) vela por el respeto de los citados derechos.

Marzo de 2023

ISBN: 978-84-414-4207-8
Depósito legal: M-597-2023

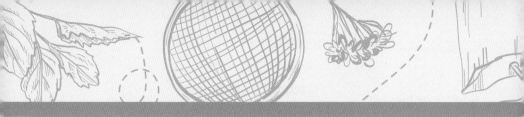

Índice

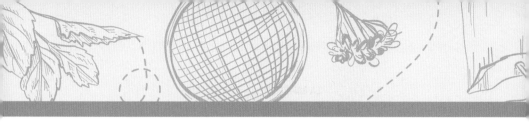

PRESENTACIÓN

Quién soy y por qué hablo de la kombucha

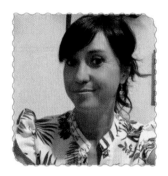

Soy María González Siñeriz, naturópata, higienista especializada en microbiota humana. Nací en un entorno privilegiado: un pueblo de Asturias rodeado de montañas, bosques, ríos y mar. Con mente científica y alma ancestral, desde niña he emprendido un viaje apasionante en busca de la salud.

Mi vida empezó con una septicemia que me puso en grave peligro. Perdí a mis padres cuando ambos fallecieron tras sufrir cáncer, cuando yo aún no era adulta. Todo esto marcó claramente un camino y despertó en mí la necesidad de búsqueda de vías alternativas y remedios naturales que me ayudaran a conservar ese gran tesoro que es la salud. Con curiosidad desde siempre por la biología, la botánica, la química, la fisiología y la fitoterapia, descubro la **naturopatía**, la **alimentación saludable** y el estudio de la **microbiota** tras vivir experiencias muy

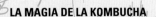

diferentes, pero todas grandes enseñanzas que me han aportado sabiduría y conocimiento.

Actualmente tengo mi consulta desde la cual hago lo que más me llena y me apasiona, ayudar a personas a recuperar y mejorar su salud, enseñándoles a través de la alimentación natural, la gestión emocional y los hábitos de vida saludable a restaurar el buen funcionamiento del organismo y a tomar un camino maravilloso: el de la conexión **cuerpo-mente-alma.**

Creo que no hay viaje que no sane el alma y, si el alma sana, la mente y el cuerpo lo harán también. Porque somos un **Todo** y somos pura magia. La salud es el arte de recorrer el viaje de la vida manteniendo el equilibrio entre los tres cuerpos: **físico, mental y emocional.** Por ello, a través de este libro quiero compartir mi viaje y mi experiencia con esta maravillosa técnica natural que es la fermentación y sus pequeños grandes milagros.

Nota de la autora: Las recetas que comparto a continuación muestran un recorrido por toda una variedad de colores, formas y sabores. Empezando por las bebidas con diferentes bases de kombucha y varios sabores que combinan a la perfección. Continúa con una selección de cremas muy nutritivas y otros platos sencillos y sabrosos en los que la kombucha está integrada como un ingrediente más. Y por último con algunas recetas de alimentos y bebidas fermentadas que también pueden formar parte de nuestro día a día, ya que son de fácil elaboración.

PROBIÓTICOS y KOMBUCHA

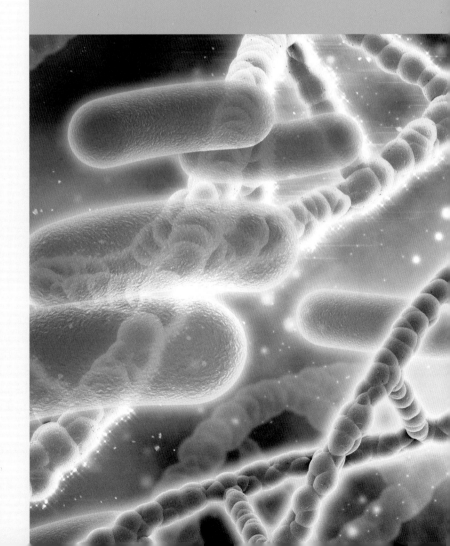

¡Pon un probiótico en tu vida!

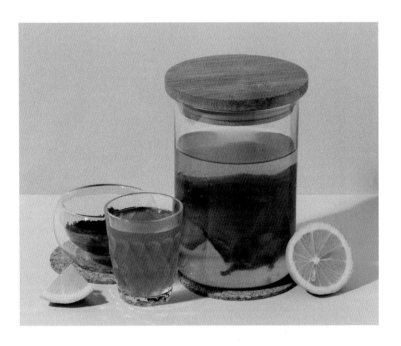

La kombucha llegó a mi vida para quedarse. Antes de conocer esta bebida tan exótica y antigua ya había consumido otros alimentos fermentados vivos como el chucrut y el kéfir, incluso la sidra natural, tan típica de mi tierra. Pero lo que más despertó mi interés por la kombucha fue lo fácil que es de incorporar en mi día a día, y cómo fueron mejorando mis digestiones a raíz de consumirla a diario. La conocí y la probé por primera vez en el año 2020, cuando tuve un problema digestivo debido

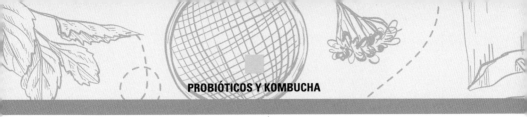

a una infección por *Helicobacter pylori*. La kombucha fue una gran herramienta que me ayudó a restaurar el pH ácido del estómago, necesario para mantener en equilibrio la población de esta bacteria, pues se sabe que no es necesario erradicarla por completo, a no ser que haya un daño importante de la mucosa gástrica, sino que podemos mantenerla a raya con un pH bajo en el estómago para que no sobrecrezca. Desde entonces bebo kombucha todos los días, siempre tomo un vaso antes de las comidas y mi salud digestiva se ha visto enormemente reforzada.

Lo bueno es que podemos consumir la kombucha en forma de bebida y también utilizarla como un ingrediente extra muy interesante para muchas recetas. Yo personalmente la incluyo en muchos platos y voy creando diferentes mezclas y sabores. Muchas de las recetas que encontraréis en este libro son creación propia y otras son adaptaciones hechas a partir de recetas que me gustan y a las que he dado mi toque especial. El objetivo de este libro es compartir mis recetas favoritas, explicar cómo utilizar cada una de ellas como si fuesen auténticas medicinas y contribuir a dar a conocer los alimentos fermentados, los probióticos vivos y la alimentación saludable para que cada vez más personas conozcan esta herramienta de salud.

Cuando integramos la kombucha en nuestras recetas, estamos añadiendo bacterias y levaduras vivas que ayudan a que nuestra microbiota se enriquezca con gran diversidad de especies. Esto es muy beneficioso para nuestra salud, pues se ha comprobado en muchos estudios científicos que a mayor diversidad en nuestro ecosistema microbiano, mejor salud general manifiesta la persona. La microbiota influye en el metabolismo y la gestión de la energía, y es clave en la asimilación de nutrientes y en el manejo de las calorías que se extraen de los alimentos, pudiendo dos personas distintas extraer diferente número de calorías de un mismo alimento por tener una predominancia de bacterias específicas diferentes. La diversidad es la clave para la buena salud de la microbiota, sin que haya un desequilibrio producido por un tipo de bacteria concreta que esté en mayor proporción.

A través del estudio de la microbiota de los individuos que viven en las «blue zones» o «zonas azules», donde residen las personas más longevas del planeta y con mejor salud, vemos que estas tienen una microbiota con una gran diversidad de especies y un equilibrio perfecto entre los dos filos bacterianos más importantes: *firmicutes y bacteroidetes.* Esto nos lleva a entender que estas personas viven en armonía con su genética y su estilo de vida ha cambiado muy poco en el tiempo. Por ello hemos de poner el foco en esos hábitos y en esa nutrición que indudablemente favorece nuestro bienestar.

Para modular este ecosistema tan complejo y maravilloso que alberga nuestro intestino hemos de llevar una alimentación saludable basada en alimentos naturales, poco procesados y con alto contenido en fibras prebióticas que alimenten a nuestra microbiota. Además, podemos apoyarnos en los suplementos probióticos y en los alimentos y bebidas fermentadas, que contribuirán a nutrir y enriquecer este órgano vivo tan importante que es la microbiota.

Es imprescindible tener una microbiota sana alimentándonos con comida real: frutas, verduras, hortalizas, grasas saludables… que aportarán fibras y antioxidantes que ayudan a que esta microbiota esté equilibrada. Y eliminar de nuestro día a día alimentos proinflamatorios.

A través de la alimentación y del estilo de vida podemos propiciar estrategias antiinflamatorias en nuestro día a día. La gestión del estrés, el contacto con la naturaleza, el ejercicio físico, la exposición a estímulos como el frío, el calor, el ayuno, entre otros factores, son algunas de las herramientas que podemos implementar en nuestro estilo de vida para mejorar nuestra barrera intestinal y nuestra salud general.

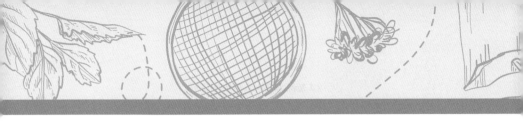

Introducción al mundo de la fermentación

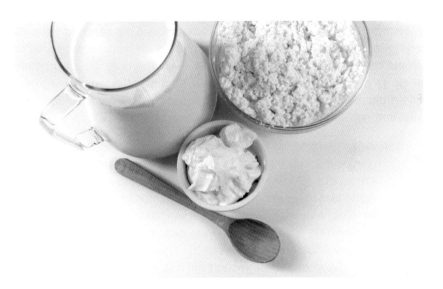

Desde la Antigüedad el ser humano se ha nutrido de productos fermentados como el pan, el café, la cerveza, el vino, el yogur, el miso, el chucrut, el kéfir, el tempeh…. y, por supuesto, la kombucha. Ha tenido que idear métodos para conservar los alimentos durante largos períodos de tiempo y de esta necesidad aparece la fermentación como gran técnica que permite poder almacenar para mucho tiempo aquellos alimentos perecederos que no se iban a consumir inmediatamente.

Por ello, no podemos hablar de kombucha sin hablar primero de los alimentos fermentados y de los microorganismos. La fermentación es fácil y sorprendente, cualquier persona puede practicarla si tiene unos conocimientos básicos y cumple unas medidas de higiene adecuadas.

La fermentación es un proceso catabólico en el que algunos microorganismos actúan sobre determinados compuestos orgánicos para degradarlos mediante la oxidación. En ausencia de oxígeno los microorganismos se alimentan de los hidratos de carbono para obtener energía y así reproducirse. Es una técnica que surge de la observación de la propia naturaleza; desde el Neolítico el ser humano recogía frutos del suelo ya en proceso de fermentación y fue aprendiendo a desarrollar diferentes técnicas que le permitían conservar los alimentos que más adelante comenzó a cultivar con la aparición de la agricultura.

Existen varias técnicas de fermentación diferentes (alcohólica, acética, láctica, maloláctica, butírica), pero todas tienen algo en común. El proceso consiste en que los microorganismos que participan en él producen alcohol, ácido láctico, ácido acético y otros ácidos orgánicos beneficiosos, todos bioconservantes que preservan los nutrientes y evitan la descomposición de los alimentos. Para este proceso son necesarios microorganismos (bacterias y/o levaduras) que degradan el azúcar del alimento y realizan una predigestión del mismo, convirtiéndolo en un alimento de más fácil absorción y asimilación para nosotros.

Hay mucha literatura científica que habla sobre los alimentos y las bebidas fermentadas y es un campo cada vez más estudiado. Además de preservar los nutrientes, las bacterias los descomponen en moléculas más digeribles e incluso crean nuevos nutrientes como vitaminas y minerales. Pero no solo eso, el proceso también elimina las toxinas y los antinutrientes de algunos alimentos como fitatos naturales como el ácido fítico de los cereales o los oxalatos de algunas verduras.

Los alimentos fermentados son un gran estímulo para la digestión así como una importante herramienta para favorecer la salud, aportan al

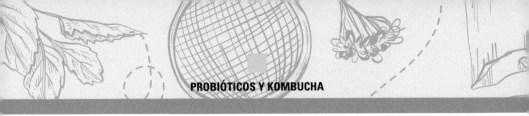

tracto digestivo cultivos vivos esenciales que descomponen los alimentos y nos ayudan a asimilar los nutrientes. Constituyen una fuente de probióticos que ayudan a conservar y mejorar las vitaminas B y C.

Pero no todos los alimentos fermentados tienen microorganismos vivos cuando los consumimos, ya que algunos, para su larga conservación, son sometidos a procesos de calor como el horneado o la pasteurización, que elimina las bacterias vivas y de esta forma se pierde el efecto probiótico. Aun así, es interesante consumirlos porque las bacterias fragmentadas (parabióticos) también proporcionan información genética y estimulan a las bacterias vivas de nuestra microbiota cuando entran en nuestro organismo. El aporte de bacterias y de esta información genética hace que se enriquezca nuestra microbiota y se fomenta la diversidad. Además, los alimentos fermentados contribuyen a evitar la permeabilidad intestinal, algo muy común hoy en día que causa muchos problemas, entre ellos la aparición de enfermedades autoinmunes y multisistémicas que afectan a todo el organismo.

Por suerte, cada vez hay más estudios y más evidencia científica que demuestra que la clave de la salud y el equilibrio del organismo se basa en la coexistencia entre los seres humanos y los microorganismos que habitan en nuestro cuerpo. Tenemos muchísimos más microorganismos que células y sin ellos simplemente no podemos existir. Nuestro ecosistema microbiano o «microbiota» es enormemente complejo y debe estar en equilibrio (eubiosis) para manifestar la salud, por ello es muy importante llevar un estilo de vida y una alimentación que favorezcan el bienestar de estos viejos amigos. Los alimentos fermentados suponen un aporte muy interesante para este ecosistema, lo nutren y lo enriquecen aumentando su diversidad, que es la clave para su buen funcionamiento.

La magia de los microorganismos

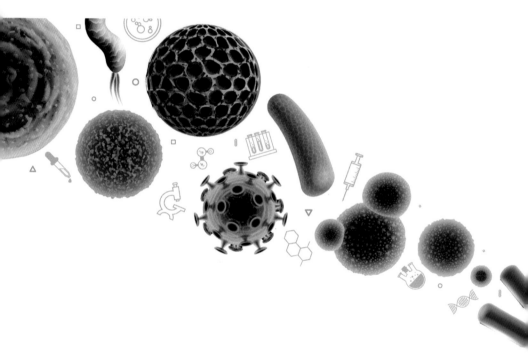

Los microorganismos son las bacterias, virus, hongos, levaduras y parásitos que viven en nuestro ecosistema de mucosas llamado *microbiota* y conviven en armonía y equilibrio *(eubiosis)*, favoreciendo la correcta asimilación de nutrientes, la fabricación de hormonas y vitaminas, la buena señalización del sistema inmunitario, el equilibrio de la pared intestinal y el buen funcionamiento de nuestro organismo en general.

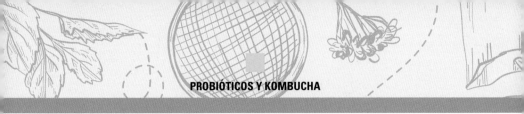

La gran diversidad de estos microorganismos que tenemos en nuestro ecosistema microbiano *(microbiota)* nos permite gozar de buena salud y calidad de vida. La diversidad de nuestra microbiota determinará que tengamos una buena inmunidad y una adecuada salud emocional, hormonal y endocrina.

La microbiota está en nuestras mucosas: el estómago, la boca, la piel, los pulmones, el intestino grueso, la vagina… y es un órgano en sí mismo. Parece que contamos con hasta 3000 especies diferentes y se sabe que por cada una de nuestras células tenemos hasta mil microorganismos, de ahí que tengan suma importancia en el equilibrio de nuestro organismo.

Adquirimos esta microbiota al inicio de la vida y se forja en los mil primeros días de vida, que cuentan desde que estamos en el vientre materno (teniendo gran relevancia la microbiota de la madre que se transmitirá al bebé) hasta los dos primeros años de edad, en los que dependerá mucho el tipo de parto (si es natural o cesárea) por el que ha nacido el bebé y si recibe o no lactancia materna (de esto dependerá la cantidad de bifidobacterias presentes en el microbioma). Esta huella de nuestra microbiota es única de cada ser humano, igual que una huella dactilar, y la mantendremos más o menos estable a lo largo de los años pero se va a ir modificando en función sobre todo de nuestra dieta y nuestro estilo de vida. La propia microbiota va a mantener el equilibrio y nos va a proteger de otros microorganismos que pueden ser peligrosos para nuestra salud, además de acompañarnos en todos los procesos de nuestro organismo manteniendo una comunicación directa con el sistema nervioso y el sistema inmunitario.

Las bacterias forman metabolitos (sustancias que produce nuestra microbiota) muy beneficiosos para nuestra salud como son los ácidos grasos de cadena corta (butirato, propionato, acetato) que son aprovechados por el epitelio intestinal y las células del colon como sustrato energético para mantener su integridad y su buen funcionamiento fomentando un ambiente antiinflamatorio tanto en el sistema digestivo como en el sistema inmune, algo muy importante para mantener una buena salud. Estos ácidos grasos de cadena corta también sirven para modular los niveles de neurotransmisores como la serotonina, la dopamina, la histamina o la melatonina, entre otros. De esta forma la microbiota puede modular la función del nervio vago, que influye en la producción de las hormonas del estrés como el cortisol, la adrenalina y la noradrenalina, las cuales tienen una influencia directa en el intestino. Todo está conectado: nuestro intestino, nuestra microbiota, el sistema endocrino, el sistema inmunitario, el sistema nervioso central… en una compleja armonía que debemos cuidar y respetar. Los ácidos grasos de cadena corta (SCFA) mejoran la motilidad intestinal, aumentan las bacterias beneficiosas del intestino y reducen los microorganismos patógenos, ayudan a fabricar serotonina mejorando la salud emocional y mental y ayudan a estimular la eliminación de grasa y a reducir el colesterol.

La microbiota es clave para que la señalización que recibe el cerebro sea antiinflamatoria, es decir, que se produzcan en las células del intestino unas sustancias específicas como pueden ser la serotonina, la secretina, la colecistoquinina, que pueden atravesar la barrera hematoencefálica.

Hay determinadas circunstancias que pueden hacer que perdamos el equilibrio de nuestra microbiota, tanto en cantidad como en variedad de microorganismos. Pueden ser desde transgresiones en la dieta hasta enfermedades graves como infecciones gastrointestinales, intervenciones quirúrgicas o el uso de algunos tratamientos invasivos. Una de las principales funciones de la microbiota es proteger el intestino contra la colonización de patógenos (microorganismos malos) y lo hace compitiendo por los recursos (nutrientes) y modulando la respuesta del sistema inmune, indicando las sustancias que debe segregar para

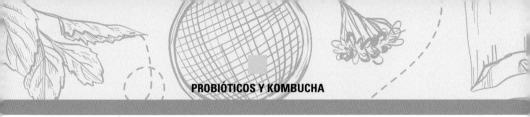

favorecer que crezcan unos determinados microorganismos y no otros. El desequilibrio de la microbiota *(disbiosis)* debido al consumo de antibióticos, tóxicos, o alimentos proinflamatorios como puede ser el excesivo azúcar, el gluten, los lácteos, etc., o el estrés produce efectos negativos y aumenta el riesgo de que proliferen microorganismos patógenos que den lugar a infecciones y reacciones inflamatorias.

Hoy en día ya hay muchos estudios que demuestran que la alteración de la microbiota se puede vincular a enfermedades como esclerosis múltiple, artritis reumatoidea, diabetes tipo 1, lupus y muchas enfermedades autoinmunes, aunque su afectación vaya más allá del intestino. Este desequilibrio de la microbiota puede provocar que tengamos malas digestiones, que se nos hinche la tripa después de comer, flatulencias o ciertas incomodidades digestivas, así como puede provocar que tengamos irritaciones en la piel o desarrollemos algún tipo de alergia respiratoria, que nos bloqueemos en la pérdida de peso o que nos sintamos más tristes o ansiosos y que tengamos antojos por el dulce. Por todo esto es de vital importancia mantener una microbiota saludable.

Para cuidar nuestra microbiota contamos con herramientas como los suplementos probióticos o los alimentos fermentados que pueden contener microorganismos vivos y fibras prebióticas, y a estos microorganismos los llamamos *probióticos* y los alimentos que nutren a estos microorganismos se llaman *prebióticos*. Hemos de diferenciar claramente estos dos conceptos, los primeros son seres vivos que pueden estar en los alimentos y los segundos son alimentos fundamentalmente de origen vegetal que contienen fibras y carbohidratos fermentables por la microbiota a través de los cuales los microorganismos producen sustancias beneficiosas para nuestra salud. También es muy importante el estilo de vida para mantener el equilibrio del ecosistema intestinal: el ejercicio físico, el descanso y la gestión del estrés son factores que influyen directamente en el buen funcionamiento de nuestro sistema microbiano y tienen mucha relevancia en el abordaje terapéutico para la recuperación y el mantenimiento de la salud.

En mi consulta trabajo con alimentación específica para la microbiota y los alimentos fermentados, herramientas imprescindibles que recomiendo como apoyo a una dieta saludable y antiinflamatoria. Yo misma los consumo en mi día a día en forma de chucrut, kéfir y por supuesto la deliciosa y refrescante kombucha, de la cual hablaremos a continuación más extensamente. Considero que los alimentos fermentados son beneficiosos para todas las personas, a no ser que haya un problema de sobrecrecimiento bacteriano (SIBO), en cuyo caso habrá que solucionarlo antes de introducir alimentos probióticos en la dieta, pues pueden empeorar el cuadro.

Creo que el camino de la salud pasa por llevar una alimentación «prebiótica» que alimente a nuestra microbiota para que tenga capacidad de descomponer los nutrientes de los alimentos que ingerimos y los podamos asimilar de manera óptima y, en este contexto, es en el que la kombucha encaja a la perfección.

El cuerpo humano es el vehículo que transporta a este órgano mágico llamado microbiota, unos microorganismos que trabajan por y para cuidarnos y buscan únicamente nuestra salud, nutriéndonos con todo su empeño. Por todo ello les debemos un cuidado especial y una alimentación óptima para que el ecosistema esté en perfectas condiciones.

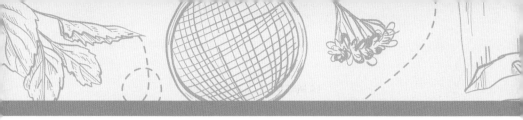

Alimentos fermentados y alimentación prebiótica

Un *alimento fermentado* es aquel que ha sido transformado por los microorganismos y aporta muchos beneficios para nuestra salud. Nos ayudan a digerir mejor y es muy recomendable introducirlos en nuestras comidas, ya que nos van a aportar diversidad a nuestra microbiota. Los microorganismos que contienen los alimentos y bebidas fermentadas son muy similares a los que nosotros tenemos en nuestra microbiota y, al estar predigeridos por las bacterias, nos van a ayudar a asimilar mejor los nutrientes y a procesar mejor algunos alimentos que son complicados de digerir, como es el caso del gluten del trigo cuando utilizamos la masa madre para elaborar el pan o la lactosa y la caseína de los lácteos fermentados como el queso o el yogur que podemos tolerar mucho mejor. También nos ayudan a digerir las grasas, ya que los ácidos que contienen son muy similares a nuestra bilis y ayudan a que el hígado no trabaje tanto. Tienen el poder de alcalinizar la sangre y de ayudar a eliminar toxinas, lo cual se nota en una mejor calidad del pelo y de la piel y en la energía en general.

La cantidad recomendada para una persona adulta de tamaño medio (unos 60 kilos) sería de un par de cucharadas de vegetales lactofermentados y un vaso de alguna bebida fermentada como kombucha o kéfir de agua al día. De esta forma notaremos los beneficios y no tendremos un exceso de vitaminas y minerales, lo cual puede suceder si tomamos grandes cantidades.

Tenemos que diferenciar entre los **alimentos fermentados probióticos,** que tienen microorganismos vivos muy similares a los que tenemos en nuestro sistema digestivo y nos van a ayudar a crear más diversidad en nuestra microbiota, y **los alimentos fermentados predigeridos** que después han sido cocinados y se han eliminado los microorganismos vivos que contienen por el efecto del calor, pero esas cadenas moleculares han sido descompuestas y nuestro sistema digestivo las procesa mucho mejor.

La dieta es un pilar esencial para el mantenimiento de la microbiota y de la homeostasis intestinal. La alimentación tiene que ser lo más completa y variada posible, ya que de esta forma vamos a garantizar la diversidad microbiana. La **alimentación prebiótica** es aquella que se centra en nutrir directamente a la microbiota, proporcionando a nuestras bacterias el sustrato nutritivo idóneo para que puedan crear una buena línea de defensa para nuestro organismo y sean eficaces en la asimilación de nutrientes y en la producción de los metabolitos antiinflamatorios que tanto nos interesan. Todo lo que no podemos digerir es utilizado por las bacterias del colon para este fin. Los alimentos prebióticos son todos aquellos que no podemos digerir pero son capaces de alimentar a nuestras bacterias.

Hay dos estrategias de nutrición que podemos hacer para estabilizar la microbiota: **1.** Consumir a diario alimentos que favorezcan la microbiota: prebióticos y probióticos, entre otros, **2.** Evitar alimentos de poder inflamatorio.

1. ALIMENTOS QUE FAVORECEN A DIARIO LA MICROBIOTA

Fibra alimentaria: podemos seleccionar la fibra soluble y la fibra insoluble procedente de carbohidratos de cadena larga como son los tubérculos y otros alimentos feculentos (patata, boniato, nabo, batata, yuca,

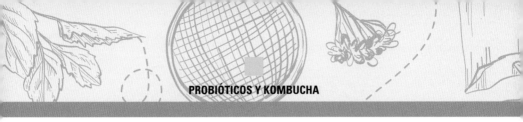

plátano macho, castañas, calabaza, zanahoria) que, una vez cocinados y dejados enfriar por un mínimo de 8 horas en la nevera y tomados al día siguiente atemperados, se transforman en **almidón resistente**, una fibra no digerible por nosotros que es sustrato directo para nuestra microbiota. El almidón resistente también lo podemos encontrar en cereales como la avena o el arroz y en las legumbres.

Otras fibras prebióticas interesantes para la microbiota son los **beta-glucanos** (contenidos en setas y hongos) o la **inulina** (contenida en ajo, puerro, cebolla, alcachofa, espárrago). También las algas son muy interesantes y aportan muchos nutrientes para la microbiota. En general, todas las verduras y hortalizas tienen MAC (Carbohidratos Accesibles a la Microbiota) y fructanos que son los oligo y polisacáridos, que alimentan a los microorganismos (cebolla, ajo, espárrago, achicoria, alcachofa, col, coliflor, brócoli, remolacha). Por otra parte, la fruta y los frutos secos son alimentos maravillosos para nuestra microbiota que además de fibra también nos aportan ácidos grasos saludables, minerales y vitaminas. Las legumbres también son ricas en MAC y en **lignanos** consumirlas una o dos veces por semana puede ser muy beneficioso, siempre y cuando les hagamos un buen remojado previo para eliminar los antinu-trientes que pueden causar inflamación.

Alimentos fermentados de calidad sin pasteurizar, es decir, alimentos probióticos como los que se describen a continuación, que, aunque no atraviesen en su mayoría la barrera gástrica, señalizan y propor-cionan ruido microbiológico de fondo que sirve como estabilizador de la microbiota.

Polifenoles: Presentes en los frutos rojos, en la uva, en la granada…y son grandes reguladores de la microbiota, pues sirven de alimento a bacterias importantes de las que aún no existen suplementos probióti-cos específicos. También los encontramos en el café, el té, el chocolate puro (más de 85 % de pureza) y en las aceitunas que con moderación y siendo de calidad perfectamente forman parte de una alimentación prebiótica saludable. Los alimentos ricos en polifenoles aumentan la concentración de *Akkermansia muciniphila,* una bacteria muconutritiva muy beneficiosa para nuestra salud intestinal. El consumo de polifenoles aumenta la diversidad de la microbiota, que a su vez potencia el efecto antioxidante y antiinflamatorio de los polifenoles.

Ácidos grasos **Omega-3:** También son moduladores de la inflamación y estabilizan el medio intestinal y la microbiota y los encontramos en el pescado azul pequeño y el marisco o en las algas, el lino y las nueces. Son destacables el EPA y el DHA, que únicamente provienen del reino animal y que son altamente antiinflamatorios y contribuyen al correcto desarrollo cognitivo.

2. EVITAR ALIMENTOS DE PODER INFLAMATORIO

Alimentos procesados y refinados, grasas vegetales parcialmente hidrogenadas, aditivos, conservantes, colorantes, edulcorantes y azúcares que alimentan a las bacterias que no nos interesan, hidratos de carbono de cadena corta, cereales con gluten y lácteos, que son alimentos que cuando hay un desequilibrio en la microbiota actúan como gatillo que dispara la inflamación.

El consumo de todos estos alimentos desplazando la fibra y los alimentos de origen vegetal provocan lo que llamamos *disbiosis* o *desequilibrio de la microbiota.* La dieta occidental o *western-diet* alta en proteínas y alimentos ultraprocesados y baja en fibra provoca la pérdida de la microbiota fermentativa y sacarolítica que es tan saludable para nuestro organismo y hace que aumenten las bacterias proteolíticas que, en exceso, son perjudiciales, porque producen metabolitos tóxicos como amoníaco, aminas biógenas, indoles y muchas otras sustancias proinflamatorias que no nos benefician en absoluto, porque nos alteran el pH, sobrecargan el hígado, bloquean el metabolismo y nos inflaman.

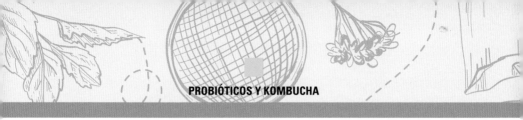

En la variedad está el éxito

Para tener una microbiota saludable, nuestra alimentación debe estar basada en productos naturales de la tierra, de cultivo local y estacional, mínimamente procesados y preferiblemente ecológicos para evitar al máximo los pesticidas y sustancias tóxicas que habitualmente se utilizan en el cultivo intensivo.

Nuestra dieta debe ser variada y han de predominar los alimentos de origen vegetal. También es bueno, aunque no estrictamente necesario, consumir moderadamente proteína de origen animal de calidad, procedente de animales criados en libertad y alimentados con pasto, a ser preferible, que se hayan movido libremente y se hayan expuesto a la luz solar para que podamos obtener de ellos nutrientes de calidad.

El secreto de una alimentación prebiótica saludable se basa en consumir mucha variedad de alimentos y especias distintas para obtener mucha variedad de nutrientes y así poder crear un sustrato muy diverso para nuestros microorganismos: frutas, verduras, frutos secos, tubérculos, setas, huevos, productos del mar, carne de pasto.

Cada color en la naturaleza proporciona un tipo de nutriente diferente: el **rojo** lo aporta el licopeno que tiene grandes propiedades antioxidantes; el color **amarillo** procede de los flavonoides que tienen propiedades anticancerígenas; el color **naranja** de los carotenoides que son precursores de la vitamina A; el **verde** de la clorofila que aporta vitamina C y muchos minerales como el potasio, el calcio y el magnesio. Los alimentos o verduras de colores **azul, morado y violeta** tienen, debido a las antocianinas, un gran poder antiinflamatorio y antioxidante. El color **blanco** es fuente de quercetina, que previene enfermedades cardiovasculares, y de alicina que tiene efectos antibióticos y antitrombóticos.

La importancia del remojado

En el caso de alimentos de origen vegetal que contienen compuestos químicos llamados *antinutrientes* es muy importante el remojado. Los antinutrientes son sustancias que inhiben la absorción intestinal de los minerales, porque se adhieren a ellos secuestrándolos e impidiendo que los absorbamos correctamente.

Las semillas y los granos enteros están diseñados para que, al ser ingeridos por los animales, puedan pasar por el tracto intestinal sin ser digeridos y sean expulsados a través de las heces para así poder garantizar la supervivencia de la planta. Por esto es muy importante hacer un buen proceso de remojado para facilitar su digestión y absorción.

Cuando ponemos en remojo las legumbres, los cereales, las semillas y los frutos secos comenzamos un proceso de fermentación natural. Al ponerlos en remojo y dejarlos reposar, la fermentación comienza su propio proceso, liberando la adherencia de los antinutrientes y permitiendo que podamos absorber los minerales de estos alimentos.

Pero no es suficiente con un remojado corto de 12 horas. Cuanto más tiempo prolonguemos el remojado más fácil será digerir el alimento y mejor será la absorción a nivel intestinal. Lo ideal es hacer un remojado de unas 24 o 36 horas o incluso más si se puede, cambiando el agua cada 12 horas. En el agua podemos añadir un chorrito de vinagre de kombucha o simplemente kombucha para activar y acelerar el proceso de fermentación.

Los alimentos probióticos

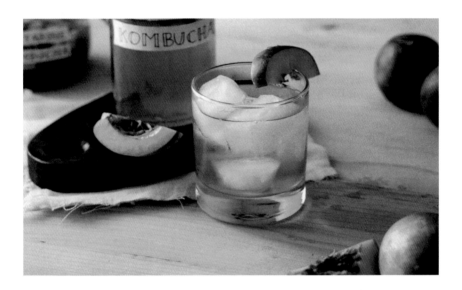

Los alimentos probióticos son alimentos fermentados que contienen microorganismos vivos beneficiosos para nuestra salud, para ello no han tenido que ser sometidos a procesos de esterilización ni mecánicos ni por temperatura. Algunos de los probióticos más conocidos son los que vamos a ver a continuación y son cada vez más consumidos por un mayor número de personas. Muchos, como el chucrut o la kombucha, se han puesto de moda recientemente, a pesar de ser alimentos milenarios. La mayoría son muy fáciles de elaborar por nosotros mismos en nuestra casa de forma muy económica y no suponen ningún riesgo para nuestra salud, siempre que se tengan unas nociones básicas de higiene y seguridad, como la correcta limpieza y desinfección de nuestras manos y de los utensilios que vamos a utilizar.

- **VEGETALES FERMENTADOS:** se pueden fermentar en una salmuera (solución de agua con sal a una determinada concentración) o en su propio jugo (lactofermentados):

  ✓ **chucrut:** col fermentada en su propio jugo, rica en *lactobacillus,* que fermentan el azúcar presente en esta verdura y lo transformarán en ácido láctico que actuará como conservante natural.

  ✓ **kimchi:** col china fermentada que se prepara mezclada con especias, zanahoria, cebolla, jengibre, guindilla, pimiento rojo, ajo y salsa de pescado y tiene un toque picante delicioso.

- **CACAO:** siempre que sea chocolate negro con más del 80 % de cacao.

- **DERIVADOS DE LA SOJA:**

  ✓ **Tempeh:** semillas de soja fermentadas con alto contenido en proteínas de alto valor biológico.

  ✓ **Miso:** pasta elaborada con soja fermentada con la que se elabora la famosa «sopa de miso».

  ✓ **Natto:** habas de soja fermentadas con alta concentración de vitamina K_2.

  ✓ **Yogur de soja:** está hecho a base de leche de soja y fermentos lácticos.

- **BEBIDAS FERMENTADAS:**

  ✓ **kombucha:** té verde azucarado fermentado por un SCOBY.

✓ **kéfir de agua:** se hace con una parte de nódulos de kéfir (tibicos) por ocho de agua y algún endulzante natural como miel o dátiles.

✓ **sidra natural:** zumo de manzana fermentado por levaduras que transforman el azúcar en alcohol y ácidos orgánicos.

✓ **Kvass de remolacha:** remolacha y jengibre fermentados en una salmuera (solución de agua con sal a una determinada concentración) durante al menos 4 semanas.

✓ **Rejuvelac:** elaborada a partir de granos germinados de cereales, de legumbres o semillas y tiene un gran contenido de enzimas digestivas.

- **LÁCTEOS FERMENTADOS:**

  ✓ **quesos:** elaborados con leche cruda fermentada y sin pasteurizar.

  ✓ **yogur natural:** elaborado de forma casera con leche entera y fermentos lácticos.

  ✓ **kéfir:** leche entera fermentada por un conjunto de levaduras y bacterias, es parecido al yogur pero más líquido y más ácido.

- **VINAGRES:** se obtienen a través de una madre de acetobacterias que transforman el alcohol en ácido acético. Hay muchas variedades como el vinagre de kombucha, vinagre de sidra, vinagre de vino…

- **ENCURTIDOS:** alimentos que han sido sumergidos en salmuera y algún ácido como vinagre para bajar el pH y prolongar su conservación (aceitunas, pepinillos, cebollas, zanahorias, remolachas, etc.).

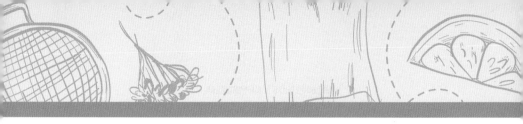

El ayuno intermitente

No solo debemos prestar atención a lo que comemos, sino al cuándo y el cómo comemos. La microbiota también se ve afectada por la frecuencia con la que ingerimos alimentos y los descansos digestivos que realizamos. El comer cinco o seis veces al día, como se ha ido recomendando desde los años 80, no beneficia en absoluto a la microbiota; al contrario, la desequilibra. Esta recomendación está cada vez más desactualizada y la experiencia clínica y los estudios científicos están demostrando que el ayuno intermitente o «descanso digestivo prolongado» es una herramienta muy eficaz para tener una buena salud digestiva y una microbiota saludable.

El motivo por el cual no es beneficioso comer cada dos o tres horas es porque no se hace un descanso digestivo lo bastante amplio entre comidas y no da tiempo a que se vacíe el tubo digestivo correctamente. El complejo migratorio motor (CMM) es un movimiento que realizan el estómago y el intestino en los periodos de ayuno para limpiar el tubo digestivo de restos de alimentos e impedir el sobrecrecimiento de bacterias. Se trata de ondas peristálticas que facilitan el avance de las sustancias a través del aparato digestivo para su correcta eliminación. Por esto se le llama también el «movimiento del barrendero», el responsable de que nos suenen las tripas. Este CMM no sucede hasta que no pasan mínimo 3 horas después de cada comida y por ello no deberíamos comer si no nos «ruge el estómago», ya que aún no estaría bien realizado el proceso de limpieza de la comida anterior. Evolutivamente el ser humano jamás ha tenido acceso a la comida con tanta facilidad como en la actualidad, por lo que el ayuno y el espaciar comidas era algo que se hacía incons-

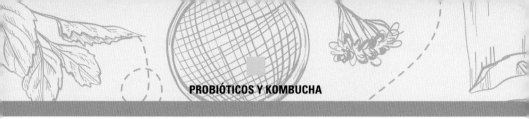

cientemente de manera fisiológica y natural. La abundancia de recursos a la que estamos acostumbrados en la actualidad es algo para lo que no estamos genéticamente adaptados y nos enferma.

Hacer dos o tres comidas al día en una ventana de unas 8 o 10 horas es una estrategia muy beneficiosa para nuestra microbiota y para nuestra salud a todos los niveles. Esto se podría hacer, por ejemplo, desayunando a las 11 h, comiendo a las 15 h y cenando a las 20 h. De esta forma se hace un descanso digestivo nocturno fisiológico de unas 13 o 14 horas y se espacian las comidas al menos 4 horas entre sí. Me parece una manera muy correcta de alimentarse, con ingestas equilibradas, llenas de vegetales con variedad de colores y fibras prebióticas para nutrir a nuestras bacterias e introduciendo alimentos fermentados y probióticos vivos. Con este estilo de alimentación se consigue tener una buena salud digestiva y un ecosistema microbiano en *eubiosis.*

Se pueden hacer ayunos intermitentes más largos como el de 16/8, el de 20/4 o el OMAD (one meal a day) en el que se come una sola vez por día. También podemos ayunar uno o dos días por semana o hacer ayunos prolongados de 72 horas o más. Cada uno debe escuchar su cuerpo y hacerlo sin estrés y sin forzar, porque entonces será contraproducente. Cuando algunas personas me comentan en consulta que les cuesta aguantar 16 horas sin comer y que están constantemente mirando el reloj para ver cuánto falta para cumplirlas, les digo que no lo hagan, que mejor coman fruta o algo saludable y que no fuercen el proceso, porque el *cortisol* (hormona del estrés) que se produce por la ansiedad por comer bloquea totalmente el proceso de autofagia y además alimenta a las bacterias potencialmente patógenas de nuestra microbiota que conviven en armonía, pero que cuando proliferan producen mucha sintomatología digestiva e incluso infecciones.

El ayuno intermitente no solo es beneficioso para nuestra microbiota, sino que ayuda a regenerar la mucosa digestiva y repercute en la salud de nuestras células propiciando lo que se conoce como *autofagia* o reciclaje celular. El japonés Yoshinori Ohsumi obtuvo el premio Nobel de Medicina en 2016 por el estudio de la *autofagia,* que es un mecanismo natural que tiene nuestro organismo para regenerarse en los períodos largos de ayuno, pues, al no tener combustible externo a través de los alimentos, las células tienen que «comerse a sí mismas» para obtener energía y utilizan proteínas o estructuras defectuosas para ello, eliminando lo que no sirve y regenerándose. De esta forma se activan los mecanismos de regeneración y de antienvejecimiento del organismo y se protege a las células de posibles mutaciones tumorales.

Algunos otros beneficios del ayuno intermitente son que reduce la resistencia a la insulina y el azúcar en sangre, ayuda a regular el colesterol y los triglicéridos. Ayuda a mantener la masa muscular, activa la pérdida de grasa y reduce la inflamación del organismo.

En los períodos de ayuno, para no romperlo, se pueden tomar agua mineral, agua con gas, caldos vegetales colados, infusiones sin endulzar, café solo y también kombucha, siempre y cuando la elaboremos nosotros mismos y tengamos la certeza de que hemos realizado una fermentación lo suficientemente larga como para que el contenido de azúcar sea mínimo, porque, si no es así, nos sacaría del estado metabólico del ayuno, como hemos comentado. Podemos encontrar en el mercado alguna marca de kombucha con muy poco contenido en azúcar pero, por lo general, suelen tener un contenido elevado en azúcar y carbohidratos.

El ayuno intermitente junto con la alimentación prebiótica son unas herramientas muy potentes que garantizan nuestra salud. Si a esto le unimos unos buenos hábitos saludables de estilo de vida, es muy probable que nuestro organismo goce de una energía y una salud excepcionales. Algunos de estos hábitos son:

- Tener un buen descanso nocturno para hacer una correcta asimilación de nutrientes y una óptima reparación de órganos y tejidos.

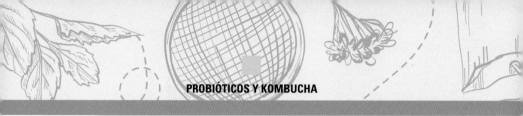
- No abusar del uso de pantallas y dispositivos electrónicos y apagarlos al menos 3 horas antes de ir a dormir para no interrumpir la secreción de melatonina.

- Hacer ejercicio físico de manera regular para mantener una buena salud cardiovascular y una buena masa ósea y muscular que regulará nuestro sistema hormonal.

- Tener una correcta gestión del estrés y de las emociones para mantener unos niveles correctos de cortisol, para ello podemos utilizar técnicas de respiración, meditar cinco minutos al día, hacer yoga o caminar al aire libre.

- Exponerse al sol y tener contacto con la naturaleza con frecuencia para nutrir a nuestras células y mejorar nuestros niveles de vitamina D.

- Exponerse al frío sin abrigarse en exceso o terminando la ducha con agua fría.

Todas estas pautas de estilo de vida saludable tienen un gran impacto positivo en nuestro organismo y en nuestra microbiota. Esta también es modulada por estos estímulos, ya que son hábitos ancestrales para los que sí estamos adaptados y nos permiten estar en armonía y sincronizados con nuestros genes.

Sabemos que los hábitos de estilo de vida, la alimentación, los medicamentos y algunos suplementos pueden modificar la microbiota. Cualquier cambio en la alimentación se ve reflejado rápidamente en la microbiota, pudiéndose observar al cuarto día cambios en el tipo y en la cantidad de bacterias que habitan en el intestino. La microbiota es muy resiliente y podemos hacer cambios en la alimentación y el estilo de vida para mejorar su composición.

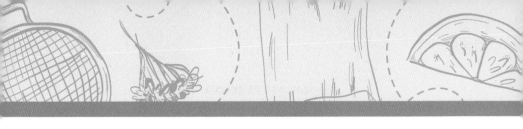

Ahora sí, hablemos de la kombucha

La kombucha también es conocida como «bebida digestiva» o «refresco mágico». Se cree que procede de Asia, concretamente de China, y se lleva consumiendo miles de años en diferentes partes del mundo. No es una bebida milagrosa ni tampoco un medicamento, pero sí es un gran complemento para nuestra salud que nos aporta muchos beneficios. Ya desde la Antigüedad diversas culturas consumían esta bebida para ayudar a la digestión y mejorar la salud.

Se obtiene a través de realizar un proceso de fermentación de una infusión de té con azúcar por una colonia de levaduras y bacterias (acetobacter) llamado SCOBY (Symbiotic Culture of Bacteria and Yeast) o «madre». Esta especie de gelatina de color blanquecino se alimenta del azúcar de la mezcla, consumiéndolo prácticamente en su totalidad y es el responsable de la transformación del té en kombucha.

El SCOBY se reproduce cada vez que se forma un nuevo lote de kombucha dando lugar a «un bebé Scoby» que se forma en la superficie. El Scoby realiza un proceso de conversión del té dulce en una bebida probiótica cargada de microorganismos beneficiosos para nuestro sistema inmune y digestivo, potenciando además todas las propiedades del té por sí mismo como son el aporte de sustancias antioxidantes (polifenoles), minerales y vitaminas tan beneficiosos para nuestra salud. El proceso dará lugar a una fermentación alcohólica, con un resultado final

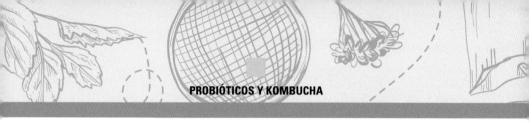

de 0,5% a 1,2%, similar al que puede tener una cerveza sin alcohol, que es mínimo, pero aun así por ello no recomiendo su consumo en mujeres embarazadas ni en niños, a pesar de sus grandes beneficios.

Puede elaborarse con cualquier tipo de té del género *camellia sinensis* (verde, negro, rojo, oolong) preferiblemente sin saborizar, ya que los aceites presentes en estos tés pueden volverse rancios durante el proceso de fermentación y dañar el Scoby. Según el tipo de té que elijamos obtendremos diferentes sabores para la kombucha.

El té proporciona nutrientes al Scoby como nitrógeno, cafeína y teanina. Si lo que queremos conseguir es un sabor suave, debemos dejar fermentar la kombucha por un tiempo más corto. Es una bebida refrescante con un sabor ligeramente ácido y con una sutil burbuja. Para conseguir un sabor más intenso y ácido dejaremos fermentar la kombucha por más tiempo.

Propiedades de la kombucha

Como cualquier fermento vivo resulta muy beneficioso para la salud pero, con esto no hay que confundirse, la kombucha no es una medicina y no cura ninguna enfermedad por sí sola, el efecto que produce es el de fortalecer el organismo. Es una bebida baja en azúcar y en calorías que:

- Aporta energía vital que promueve el equilibrio, ya que ayuda a la desintoxicación del hígado gracias a los ácidos orgánicos como el ácido glucurónico y el ácido málico que se adhieren a las toxinas y facilitan su excreción.

- Además contiene vitamina C, D, vitaminas del grupo B (B_2, B_9, B_{12}), fundamentales para la formación de colágeno y el correcto funcionamiento de nuestro metabolismo y del sistema nervioso.

- Produce el aumento de vitamina K y de péptidos bioactivos con efecto hipotensor y enzimas como proteasa, amilasa y catalasa que ayudan a la asimilación de nutrientes y aceleran el metabolismo celular.

- Mejora el estado de la piel y la salud de huesos y articulaciones.

- Ayuda en la digestión y mejora la microbiota intestinal aportando diversidad y estimulando al ecosistema activando las vías antiinflamatorias.

- Sirve como apoyo antibiótico, antioxidante y antibacteriano ayudando al sistema inmunitario a combatir infecciones. ¡Casi nada!

Además de poder tomarla en su versión más sencilla, también podemos saborizarla con frutas, hierbas y especias y realizar una segunda fermentación para conseguir la carbonatación natural que forma la burbuja característica que la hace tan divertida y agradable de tomar. Podemos consumirla a diario para beneficiarnos de todas sus virtudes y cada individuo.

Podemos hacer un sinfín de recetas, como las que verás a continuación, incluyendo nuestra kombucha como ingrediente estrella que dará un toque refrescante muy especial y un aporte extra de probióticos beneficiosos para nuestra salud. A partir de estas recetas podrás crear muchas otras cambiando los ingredientes y dando rienda suelta a la creatividad. Pero ¡ojo! Es muy importante añadir nuestra kombucha siempre en frío (menos de 35 ºC) a todas nuestras elaboraciones para no eliminar las bacterias vivas y poder aprovechar los beneficios de esta bebida tan especial.

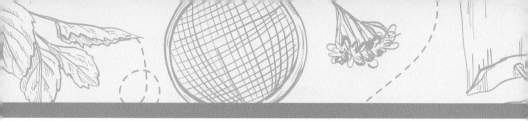

La glucuronidación

Si hay algo que me fascina de la kombucha es su alto contenido en ácido glucurónico, lo cual favorece la desintoxicación del hígado, un órgano presente en más de 200 reacciones bioquímicas del organismo y que interviene tanto en la digestión como en la detoxificación, por lo que está constantemente trabajando y muchas veces está sobrecargado. Y es que la kombucha tiene un gran poder detoxificante tanto para el hígado como para los riñones, favoreciendo la eliminación de toxinas y ayuda a nuestro organismo a estar más limpio.

La *glucuronidación* es un proceso de depuración muy importante y vital que realiza nuestro cuerpo. Consiste en una reacción química que sucede en el hígado y sirve para transformar sustancias tóxicas, que se unen al ácido glucurónico, en sustancias solubles que podamos expulsar fácilmente a través de la bilis en el intestino o por el riñón y después por la orina. En este proceso de detoxificación hepática se eliminan hormonas, bilirrubina y toxinas que pueden proceder de los medicamentos, pesticidas, etc. Este proceso es esencial para el mantenimiento de la homeostasis celular.

Hay algunos alimentos que estimulan la glucuronidación, bien porque contienen ácido glucurónico, porque estimulan al hígado con otras enzimas o ambas cosas, como es el caso de la kombucha, que tiene un alto contenido en ácido glucurónico y probióticos que participan en la detoxificación y la reducción del estrés oxidativo.

El ácido glucurónico contenido en la kombucha hace que esta bebida sea muy útil para la limpieza de la vesícula biliar y de gran ayuda para personas que tienen el síndrome de Gilbert, que es una afección hepática en la que el hígado no procesa adecuadamente la bilirrubina. En concreto a estas personas les beneficia enormemente el consumo regular de kombucha para poder metabolizar correctamente todas las toxinas, incluida la bilirrubina; de esta forma se verán muy favorecidos aumentando sus niveles de energía y mejorando su calidad de vida. Otros alimentos interesantes para favorecer la glucuronidación son:

- **la cúrcuma:** es antiinflamatoria y ayuda a desintoxicar el hígado. Tomada con aceite de oliva y pimienta negra junto con manzanas o uvas es muy potente.

- **la alcachofa:** contiene ácido glucurónico que potencia el proceso enzimático. También los brotes de alfalfa y los cítricos tienen este ácido.

- **el comino:** contiene limoneno, un terpeno que incrementa las enzimas hepáticas.

- **el jengibre:** estimula las enzimas hepáticas y se puede tomar en infusión, en polvo como condimento o en cápsulas como suplemento.

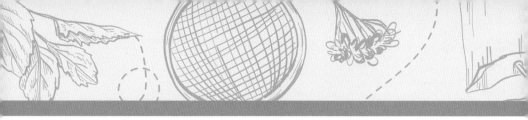

La importancia de usar ingredientes ecológicos

Es muy importante que los ingredientes que utilicemos para elaborar nuestros alimentos y bebidas fermentadas sean de cultivo ecológico, pues nos va a garantizar que tengan una cantidad suficiente de microorganismos en su piel. Si compramos ingredientes vegetales que han sido tratados con pesticidas, herbicidas y otros químicos para garantizar su cultivo de manera intensiva, estaremos poniendo en riesgo el éxito de la fermentación por su poco contenido en microorganismos vivos. Además, estaremos ingiriendo esos restos químicos que, aunque lavemos muy bien el alimento, siempre persisten en cierta cantidad.

Los ingredientes de cultivo ecológico no tienen todas esas sustancias químicas que nos perjudican y son cultivados y cosechados en su momento óptimo, por lo que tendrán una mayor cantidad de nutrientes que se potenciarán con la fermentación y nos nutrirán con mayor eficacia.

Es recomendable que todos los alimentos que consumamos sean de cultivo ecológico, aunque a veces sea considerablemente más caro merece la pena si queremos cuidar nuestra salud. En el caso de la fermentación, aún más, ya que si no hay suficientes microorganismos no se producirá correctamente el proceso. Pero donde más importancia tiene este detalle es en el caso del café y del té, ya que son dos de las plantas que más concentración de pesticidas acumulan. Para elaborar nuestra kombucha casera hemos de ser muy rigurosos utilizando té de cultivo ecológico y así garantizar que vamos a conseguir un producto final lleno de propiedades realmente beneficiosas y saludables.

Qué necesitas para hacer tu kombucha casera

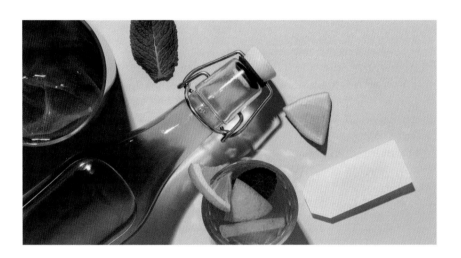

Hay diferentes recetas y maneras de elaborar este fermento maravilloso. El método que comparto en este libro es el que a mí me ha funcionado siempre y, si se sigue como os lo explico, no tiene por qué haber ningún problema con la fermentación.

Hacer nuestra kombucha casera tiene varias ventajas que hay que tener en cuenta. Además de ser un proceso muy barato es muy sencillo y creativo. Al hacer nuestra kombucha podemos controlar el nivel de cafeína y la cantidad de azúcar que tendrá el producto final, y podremos hacerla a nuestro gusto, elaborando una gran variedad de recetas con diferentes sabores como las que veremos a continuación.

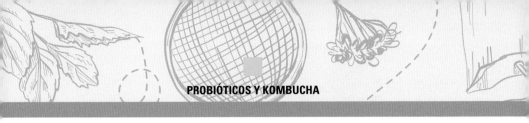

No obstante, pueden surgir problemas como que el Scoby esté en malas condiciones y no se produzca la correcta fermentación, o que salga moho en el Scoby (pelillos o motas blancas), lo cual suele suceder porque se ha movido o se ha destapado el bote en algún momento de la fermentación. En este caso habrá que desechar el fermento por completo y volver a empezar de cero con un nuevo Scoby.

También podemos tener problemas con la segunda fermentación, en la cual obtenemos la carbonatación, por lo que es muy importante revisar el cierre de las botellas *flip off*, para que estén en buenas condiciones y no se pierda la presión. Otro motivo por el cual no se consigue la burbuja es porque se haya consumido casi todo el azúcar en la primera fermentación, por lo que habrá que añadir un poquito de azúcar a la botella para ayudar con el proceso. Pero, por lo general, hacer kombucha es un proceso fácil, bonito y muy creativo que sin duda engancha a todo aquel que lo prueba, porque su sabor y sus notables beneficios en nuestro bienestar la hacen un alimento imprescindible para nuestro cuerpo, nuestra mente y nuestro alma.

Para hacer nuestra kombucha necesitamos

- Un *Scoby:* Lo puedes comprar en alguna tienda especializada, existen muchas en la red (kirandia.es); también se puede encontrar a través de Amazon y otras plataformas de alimentación, aunque lo más fácil es que te lo regale alguien que hace kombucha, pues siempre tienen Scobys de sobra, ya que se reproducen cada vez que se hace una nueva. Si se compran por internet hay que asegurarse de que tenga una garantía de calidad y que sean orgánicos.

- *Té (Camellia sinensis)* sin saborizar, puede ser verde, negro, rojo, oolong… preferiblemente a granel y de cultivo ecológico.

- *Azúcar:* puede ser blanco, pero también funciona bien el azúcar de caña integral.

- *Agua:* a poder ser mineral; si es agua del grifo, hervirla primero y filtrar para intentar eliminar el cloro y los metales pesados que pueda tener.

- *Starter* (líquido iniciador o té de arranque): se usa como líquido iniciador y se obtiene separando una taza de la parte de arriba de la kombucha anterior. Si has comprado el Scoby te vendrá con una cantidad generosa de líquido iniciador y, si te lo han regalado, asegúrate de que te den suficiente té de arranque (al menos 500 ml).

- Un *bote de vidrio* con boca ancha de 4 litros de capacidad para obtener unos 3 litros de kombucha, ya que hay que restar el espacio que ocupan el *Scoby* y el starter que se van a retirar para hacer la siguiente kombucha.

- Una *gasa* o tela porosa para fijar a la superficie del bote con una goma elástica. También se puede utilizar una servilleta de papel, para permitir que circule el oxígeno y a la vez impedir el paso de cualquier elemento que pueda contaminar nuestra kombucha como polvo, insectos, etc.

- Un colador para filtrar el té.

- Una cuchara larga de madera para remover.

- Una pesa o un vaso medidor para controlar las cantidades.

- Un termómetro para medir la temperatura de la mezcla antes de introducir el Scoby.

- Un embudo para facilitar el posterior embotellado en botellas de cristal con cierre *flip off* para mantener la presión.

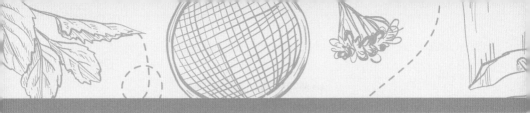

Kombucha de Té Verde

Para mí, la base de todas las recetas de kombucha parten de la kombucha de té verde porque, desde mi punto de vista y experiencia personal, es la que tiene un sabor más suave y agradable y menor contenido en cafeína. Además, lleva mayor cantidad de vitaminas, minerales, polifenoles y antioxidantes, ya que se potencian todas las propiedades del té verde, una planta llena de beneficios para la salud.

Para obtener 3 litros de kombucha utilizaremos un bote de cristal de boca ancha con capacidad de 4 litros.

Ingredientes:

- 7 cucharadas de té verde orgánico a granel (unos 80 g)
- 125 g de azúcar o ½ taza
- 350 ml de *starter* (1 taza y media)
- 3 litros de agua mineral

Proceso de elaboración:

1. Hervir 1 litro de agua y hacer la infusión del té concentrado. Dejar infusionar 15 minutos.

2. Echar el azúcar en el bote de vidrio y luego añadir la infusión de té a través de un colador y remover con la cuchara de madera para mezclar.

3. Añadir el resto de agua fría.

4. Asegurarnos de que la temperatura no es superior a 35 °C y echar el SCOBY.

5. Añadir el *starter* en la superficie.

6. Tapar con la gasa y ajustar con una goma.

7. Colocarlo en un lugar sin luz solar directa y con una temperatura constante (24-29 °C) y no moverlo durante un período de 10 a 15 días (ideal en una alacena donde estará oscuro, aunque no es necesario). El tiempo que tarda en estar lista la kombucha dependerá de la temperatura ambiente; en invierno la fermentación será más lenta y en verano más rápida, por lo que habrá que ir probando con una pajita o caña, preferiblemente de acero inoxidable, para verificar que nuestra kombucha tiene la acidez y el sabor que nos gusta. Es posible que el SCOBY se quede flotando en el fondo o en el lateral durante la fermentación, incluso puede quedarse en la parte de arriba y unirse con el nuevo SCOBY que se formará en la superficie. Este nuevo SCOBY podremos retirarlo y guardarlo en nuestro hotel de SCOBY.*

8. Retirar un par de tazas (unos 500 ml) de la parte de arriba para utilizar como nuevo líquido iniciador y el sobrante lo añadiremos a nuestro hotel de Scobys.

Hemos de prestar especial atención a las medidas de higiene para manipular nuestra kombucha. Hay que lavar bien nuestras manos antes de comenzar la preparación y también lavar con agua caliente y un jabón neutro todos los utensilios. Es muy importante que no queden restos de jabón, ya que pueden estropear la fermentación. Además, podemos esterilizar el tarro y el resto de utensilios con agua hirviendo durante 5 o 10 minutos y en este caso no será necesario utilizar jabón. La higiene es imprescindible para evitar que crezca moho o algún hongo en la bebida final.

El hotel de SCOBYS

Hacer un hotel de SCOBYS es una manera muy útil para almacenar los nuevos bebé Scobys que van naciendo en cada lote kombucha. Se almacenan varios juntos en un bote de cristal con suficiente líquido iniciador para que vivan esperando a ser utilizados para hacer más kombucha y lo taparemos con una gasa sujeta con una goma elástica para mantener el flujo de aire. Así podremos ir rotando nuestros Scobys productores o tendremos otros de reserva por si acaso hay algún problema con el Scoby principal. También los podemos guardar para regalar a alguien que vaya a empezar a hacer kombucha o para utilizarlos en nuestras recetas.

El líquido que podemos utilizar para guardar nuestros SCOBYS en nuestro hotel puede ser té con azúcar o kombucha sin saborizar. Con el paso del tiempo los SCOBYS harán que este líquido sea cada vez más ácido, lo cual lo convierte en un *starter* ideal para futuros lotes de kombucha. Lo almacenaremos en un lugar oscuro a temperatura ambiente y le haremos un mantenimiento cada 2 o 3 meses, que consiste en eliminar el exceso de levaduras filtrando el líquido con un colador pero sin eliminarlas por completo, ya que son beneficiosas para que los Scobys estén sanos y para producir más burbuja en la fermentación. Si cada vez que hacemos un nuevo lote de kombucha añadimos un poco a nuestro hotel, daremos un extra de energía a nuestros Scobys y lo mantendremos en mejores condiciones. De esta forma podemos conservar nuestro hotel de Scobys en perfecto estado durante meses e incluso años.

RECETAS
CON KOMBUCHA
SEGUNDA FERMENTACIÓN
María G. Siñeriz

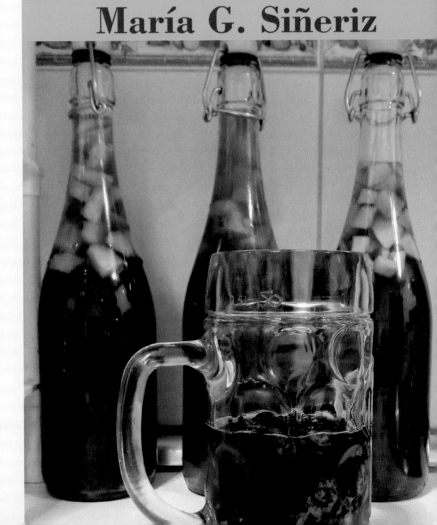

Una vez terminada la primera fermentación de nuestra kombucha podemos realizar una segunda fermentación en la que obtendremos una burbuja natural y la posibilidad de crear nuevas recetas con sabores deliciosos.

La segunda fermentación se realiza en botellas de cristal con cierre *flip off,* que es un cierre hermético que soporta la presión. Es una fermentación alcohólica anaeróbica (sin oxígeno) que transforma los azúcares en alcohol y CO_2, que es el responsable de que se forme la burbuja, por lo que es muy importante que la kombucha tenga azúcar. Para ello añadiremos el azúcar en forma de frutas, preferiblemente maduras, para conseguir el objetivo de saborizar y gasificar con éxito nuestra bebida. Asimismo, podemos utilizar especias o hierbas frescas e incluso aceites esenciales de uso terapéutico que son aptos para ingerir como el de limón o menta.

Con la ayuda de un embudo embotellamos nuestra kombucha de té verde tras haber separado 500 ml de líquido iniciador (para siguientes preparaciones de kombucha) y tras retirar el SCOBY. Una vez tengamos nuestras botellas con cierre *flip off* llenas hasta las ¾ partes de la capacidad, procederemos a introducir los ingredientes uno a uno de manera que quedará una proporción aproximada de una parte de fruta por tres partes de kombucha.

Siempre hay que dejar el cuello de la botella vacío para dejar espacio para el CO_2 que se va a formar y las dejamos cerradas a temperatura ambiente entre 3 y 7 días, dependiendo de si hace más o menos temperatura. Para una temperatura de entre 21 y 25 °C el tiempo de fermentación suele ser en torno a los cinco días, pero si hace más calor puede fermentar en uno o dos días, y si hace mucho frío puede tardar casi diez días, por lo que hemos de ajustar el tiempo de fermentación según sea la temperatura ambiente.

Abriremos las botellas todos los días para controlar la presión que se crea en su interior dejando salir un poco de gas. De esta forma iremos controlando el punto de carbonatación que queremos conseguir. A veces puede formarse mucha presión, sobre todo si hace mucho calor o la fruta tiene demasiada fructosa. Con tanta presión, al destapar la botella, el líquido sale con mucha fuerza, de modo que es aconsejable abrirlas dentro de un bol que recogerá el líquido que sobresalga y lo podremos aprovechar. Con temperaturas muy altas será mejor hacer la fermentación un día a temperatura ambiente y el resto en la nevera para que sea mucho más lento.

Una vez tengamos el punto de gas y el sabor que buscamos, estará lista para refrigerar y beber; de este modo se ralentizará la fermentación, aunque seguirá fermentado, pero a un ritmo mucho más lento. Podemos retirar la fruta con un colador antes de volver a envasar y refrigerar pero no es necesario, la fermentación con la fruta continuará de forma mucho más lenta en la nevera. La fruta la podemos comer sin problema o añadirla a otras preparaciones, yogures, etc. La kombucha nos durará en la nevera alrededor de 4 o 5 meses.

A veces puede ocurrir que la kombucha no tenga gas, a pesar de haber estado casi una semana fermentando. Esto puede ocurrir porque no tiene suficientes azúcares, por lo que lo podemos solucionar añadiendo una cucharadita de azúcar o de miel. También puede ser por causa de que haga demasiado frío y necesite más tiempo para fermentar, en ese caso podemos ayudarla buscando un sitio más caliente como puede ser cerca de un radiador o en la cocina.

Las posibilidades de crear recetas son infinitas y os animo a experimentar con vuestros ingredientes favoritos. A continuación describo unas cuantas combinaciones que me gusta mucho elaborar e incluso recetas de comidas elaboradas con kombucha como un ingrediente especial que aporta un sabor ligeramente ácido y millones de probióticos vivos.

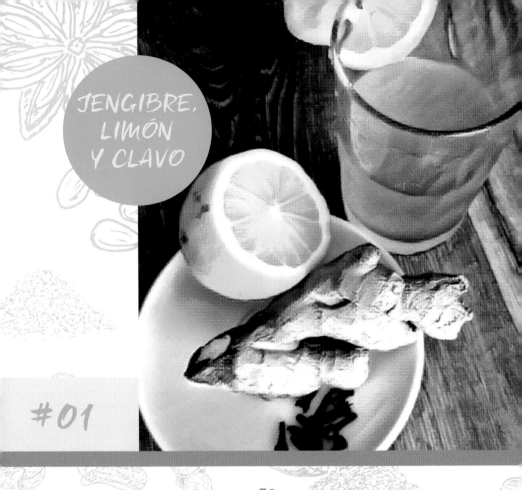

JENGIBRE, LIMÓN Y CLAVO

#01

Ingredientes

para 1 litro

- 1/2 limón (sin piel)
- 50 g de raíz de jengibre ecológico
- 5 g de clavo en grano
- 1 botella de vidrio con cierre *flip off* con 750 ml de kombucha de té verde

Datos

Esta receta es mi favorita, porque estos ingredientes son pura medicina para nuestro aparato digestivo. El limón ayuda a producir ácido clorhídrico en el estómago, algo que es muy necesario para el buen funcionamiento de todo el proceso digestivo y la absorción de nutrientes, así como para proteger del crecimiento de microorganismos patógenos. Además, aporta vitamina C y antioxidantes. Por otro lado, el jengibre es un gran antiinflamatorio, protector y antibiótico natural, al igual que el clavo que, además, es analgésico.

Preparación

1 Partir el limón en tiras finas y alargadas que puedan caber por el cuello de la botella y añadirlo.

2 Después, hacer lo mismo con el jengibre, lavarlo para dejar la piel, siempre que sea ecológico, y trocearlo en tiras alargadas. Por último, añadir el clavo, repartiendo la cantidad entre las tres botellas.

3 Dejar fermentar a temperatura ambiente durante unos días y después podemos colar y refrigerar en la nevera.

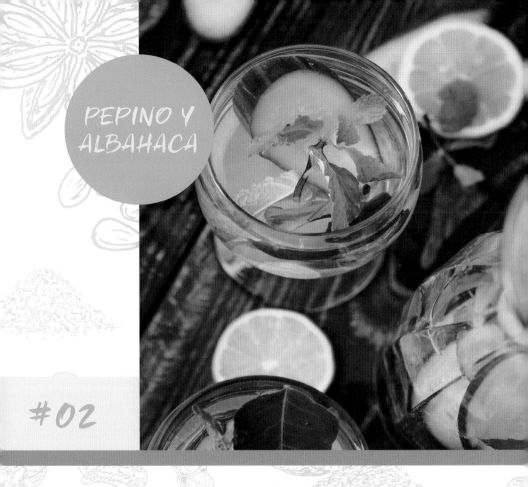

PEPINO Y ALBAHACA

#02

Ingredientes

para
1 litro

- 20 g de pepino
- un puñado de hojas de albahaca fresca (unos 15 g)
- 1 cucharadita de miel
- 1 botella de vidrio con cierre *flip off* con 750 ml de kombucha de té verde

Datos

Esta receta es muy refrescante. El pepino aporta vitamina C y contiene lignanos, que son fuente de fitoestrógenos que ayudan a prevenir el cáncer de mama y de colon, entre otros.

La albahaca aporta un característico sabor y posee propiedades digestivas, carminativas y antisépticas. Añadimos una cucharada pequeña de miel natural de campesino para aportar azúcar y facilitar esta segunda fermentación.

Elaboración

1 Cortar el pepino con piel, previamente bien lavado, en tiras finas y alargadas que quepan por el cuello de la botella y añadirlo.

2 Después, picar las hojas de albahaca y repartirlas de igual forma.

3 Añadir una pizca de miel y agitar para que se mezcle bien. La miel aportará un poco de azúcar simple que ayudará en la carbonatación y en dos o tres días a temperatura ambiente estará lista.

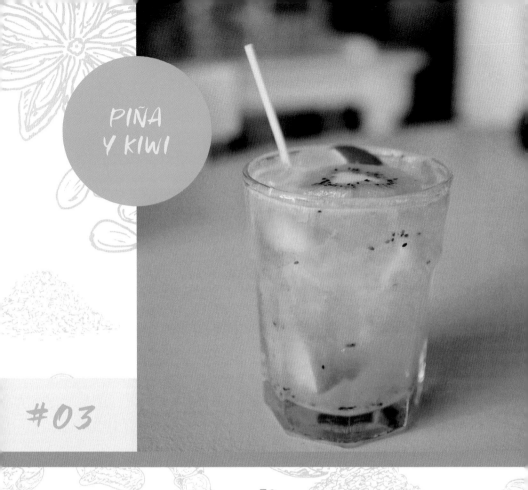

PIÑA
Y KIWI

#03

Ingredientes

para
1 litro

- 1 rodaja de piña natural
- 1 kiwi maduro
- 1 botella de vidrio con cierre *flip off* con 750 ml de kombucha de té verde

Datos

Esta combinación es ácida y dulce a la vez y resulta muy divertida. La piña tiene bromelina, una enzima digestiva que la hace muy interesante como apoyo en la digestión; además, es diurética y tiene un gran poder desintoxicante.

El kiwi aporta mucha vitamina C y antioxidantes además de fibra.

Preparación

1 Cortar el kiwi en rodajas e introducirlo en la botella.

2 Después, trocear las rodajas de piña en trozos pequeños e introducirlo también en la botella.

3 Dejar fermentar a temperatura ambiente durante unos días abriendo la botella una vez por día para sacar el exceso de gas y aliviar la presión.

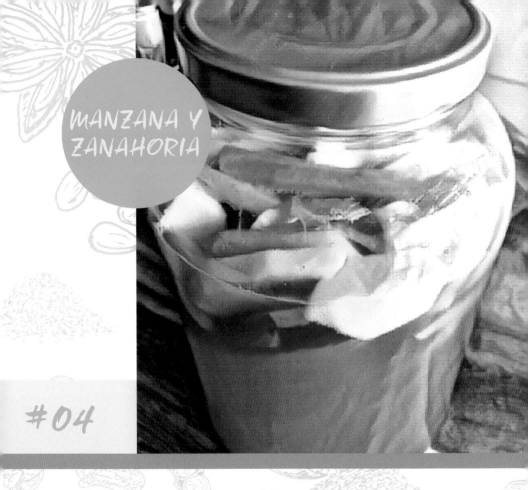

MANZANA Y ZANAHORIA

#04

Ingredientes

para
1 litro

- ■ 1 manzana golden pelada
- ■ 1 zanahoria pelada
- ■ 1 botella de vidrio con cierre flip off con 750 ml de kombucha de té verde

Esta es una combinación dulce y nutritiva. La manzana es la reina de las frutas por todos sus beneficios: excelentes propiedades antiinflamatorias y rica en antioxidantes como flavonoides y polifenoles que les encantan a nuestras bacterias. Gracias a su contenido en ácido málico y tartárico ayuda a la digestión y a la detoxificación.

Por otro lado, la zanahoria es rica en betacarotenos precursores de la vitamina A, muy necesaria para la correcta formación de tejidos.

Preparación

1. Cortar la manzana y la zanahoria en tiras alargadas e introducirlas en la botella.

2. Agitar bien para que se mezclen los ingredientes.

3. Después dejar fermentar a temperatura ambiente durante unos días abriendo la botella una vez por día para sacar el exceso de gas y de presión.

MELÓN Y HIERBABUENA

#05

Ingredientes

para 3 litros

- Rodaja grande de melón
- Hojas de hierbabuena frescas (unos 10 g)
- 1 botella de vidrio con cierre *flip off* con 750 ml de kombucha de té verde

El melón es una fruta dulce que tenemos en temporada de verano y es rico en vitaminas A, B, C y E, ácido fólico, calcio, hierro y potasio. Las elaboraciones con melón tienen un agradable sabor dulce y la hierbabuena aporta una gran frescura.

Elaboración

1 Cortar en tiras finas y alargadas las rodajas de melón e introducirlas en la botella.

2 Picar finas las hojas de hierbabuena y añadirlas a la botella.

3 Seguidamente agitar bien y dejar fermentar durante unos días a temperatura ambiente.

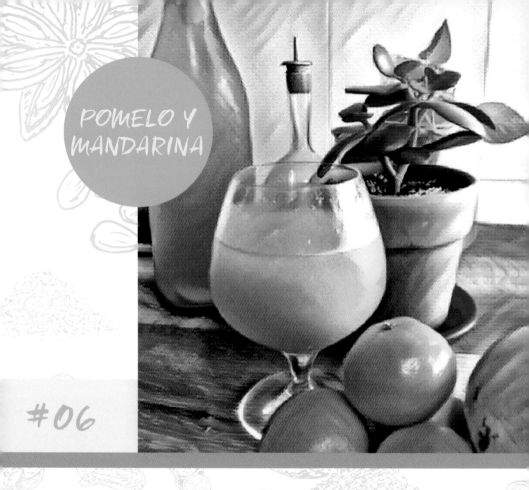

POMELO Y MANDARINA

#06

Ingredientes

- 1 pomelo
- 1 mandarina
- 1 botella de vidrio con cierre *flip off* con 750 ml de kombucha de té verde

El pomelo y la mandarina son dos frutas cítricas, pero con sabores muy diferentes. El pomelo tiene un sabor ácido y amargo que combina a la perfección con el sabor de la kombucha, y la mandarina aporta el toque dulce que hace que esta mezcla sea deliciosa.

El pomelo tiene propiedades muy interesantes para la salud como son el gran aporte de vitamina C, antioxidantes, minerales… y tiene un efecto diurético y depurativo. La mandarina tiene una gran presencia de betacarotenos y también aporta vitamina C y minerales como calcio y magnesio.

No es casualidad que estas frutas se den en la temporada de otoño-invierno, cuando necesitamos que nuestro sistema inmune esté fuerte para combatir los resfriados. Así que esta kombucha de pomelo y mandarina es ideal para la época de frío.

Preparación

1. Con la ayuda de un exprimidor hacer zumo con el pomelo y añadirlo a la botella.

2. Después, pelar la mandarina y separar los gajos, cortarlos en tiras finas que quepan por el cuello de la botella y añadirlos.

3. Agitar la botella para que se mezclen bien todos los ingredientes.

4. Dejar fermentar a temperatura ambiente durante unos días hasta obtener la carbonatación deseada.

KOMBUCHA DE TÉ NEGRO CHAI

#07

Ingredientes

- Té negro a granel ecológico
- 1 SCOBY
- 3,5 l de agua mineral
- 300 ml de líquido iniciador
- 125 g de azúcar de caña
- Mezcla de especias chai en polvo (cúrcuma, canela ceylan, jengibre y pimienta negra)
- Una rama de canela y 30 g de clavos de olor

- Una naranja con piel de cultivo ecológico para evitar ceras, toxinas, pesticidas… para cortar en rodajas finas

Utensilios:
- 1 bote de cristal de 4 litros de capacidad
- 1 gasa y una goma elástica

El té negro tiene un grado de oxidación del cien por ciento. Posee un aroma más fuerte, con notas ahumadas, madera, florales, cacao y tiene más cafeína que las variantes menos oxidadas. Contiene antioxidantes y otras sustancias que podrían ayudar a proteger el corazón y los vasos sanguíneos. Además, tiene un efecto estimulante que ayuda a mantener la concentración y un estado de alerta mental.

La kombucha de té negro, por tanto, es la que más cafeína posee y con más poder activador del metabolismo, por lo que activa de manera muy eficaz la quema de grasa.

Preparación

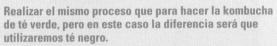

1 Realizar el mismo proceso que para hacer la kombucha de té verde, pero en este caso la diferencia será que utilizaremos té negro.

2 Hacer una infusión concentrada con el té negro en 1 litro de agua, dejar reposar 15 minutos y después colarlo. Seguidamente, con la ayuda de una cuchara, mezclar bien el té con el azúcar y echarlo en el bote de cristal.

3 Después, añadir el resto del agua fría y medir la temperatura con el termómetro para que no supere los 35 °C.

4 A continuación introducir el SCOBY y rellenar con el líquido iniciador en la superficie.

5 Por último, tapar con la gasa y fijar con la goma elástica para protegerla y guardarla en un sitio con temperatura constante, sin luz solar directa y sin moverlo durante un mínimo de 10 días. Transcurrido este tiempo se habrá formado un nuevo SCOBY y la kombucha estará lista.

6 Para saborizar nuestra kombucha primero retirar el SCOBY y separar una taza de líquido iniciador para futuros preparados de kombucha. Después añadir las especias características que le darán el toque «chai» típico de la India junto con unas rodajas de naranja, la rama de canela y los clavos de olor. Tras un par de días nuestra kombucha saborizada con toque CHAI estará lista para consumir.

Sugerencia: Esta receta está deliciosa tal como la describo, pero, si queremos darle un poco de chispa, podemos hacer una segunda fermentación para conseguir la burbuja y hacer esta bebida más divertida. En este caso la podemos envasar en botellas con cierre *flip off* y añadir un poquito de miel en cada una para activar la segunda fermentación. Al cabo de unos días estará súper espumosa.

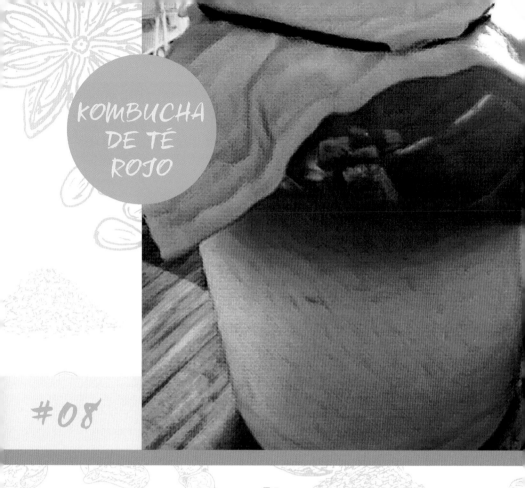

KOMBUCHA DE TÉ ROJO

#08

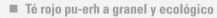

Ingredientes

para
3 litros

- Té rojo pu-erh a granel y ecológico
- 1 SCOBY
- 3,5 litros de agua mineral
- 300 ml de líquido iniciador
- 125 g de azúcar de caña

Utensilios:

- 1 bote de cristal de 4 litros de capacidad
- 1 gasa y una goma elástica

El té rojo tiene un sabor terroso y un alto nivel de cafeína por su alto grado de oxidación que, aunque es menor que el que tiene el té negro, es bastante mayor que la del té verde. Esto es algo a tener en cuenta si somos sensibles a la cafeína, ya que puede afectar al descanso nocturno.

Preparación

1 Realizar el mismo procedimiento de elaboración de la kombucha que en los casos anteriores con el té verde y el té negro, en este caso con té rojo pu-erh, que aportará un sabor terroso y caramelizado.

2 Una vez transcurrido el tiempo de la primera fermentación, embotellar la kombucha en 3 botellas de 1 litro cada una y a partir de aquí podemos crear recetas con frutas y especias como las que describo a continuación.

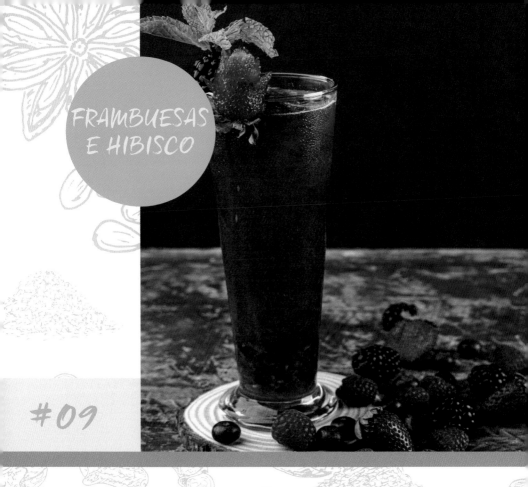

FRAMBUESAS E HIBISCO

#09

Ingredientes

- 100 g de frambuesas
- 30 g de flores de hibisco
- 1 botella de vidrio con cierre *flip off* con 750 ml de kombucha de té rojo

Datos

Las frambuesas pertenecen al grupo de los frutos rojos y son muy interesantes, porque son frutas de bajo índice glucémico que no elevan en exceso los niveles de glucosa en sangre, algo muy beneficioso para nuestra salud. Además, aportan minerales como el calcio y el potasio, son ricas en ácido fólico y en vitamina C y están llenas de antioxidantes.

Por otro lado, la flor de hibisco es una planta con muchas propiedades y beneficios para nuestro organismo, entre ellos su poder antioxidante, diurético y antiséptico y muy útil para aliviar la acidez estomacal y muchos otros síntomas digestivos. Además, se le atribuyen propiedades relajantes y saciantes por lo que es ideal en casos de ansiedad.

Preparación

1. Hacer un puré con las frambuesas e introducirlas en la botella.

2. Después añadir las flores de hibisco y agitar bien para mezclar los ingredientes.

3. Dejar fermentar a temperatura ambiente durante unos días hasta conseguir la burbuja y el sabor deseados.

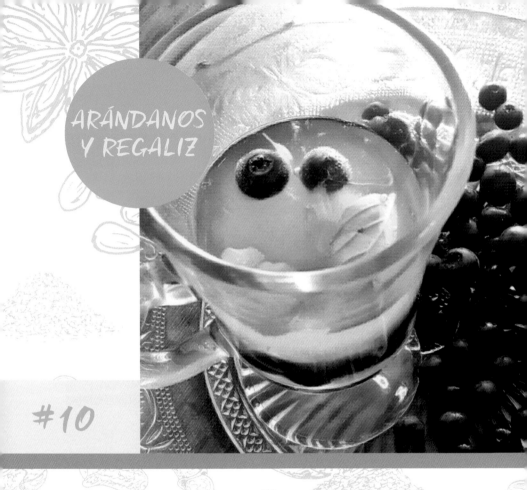

ARÁNDANOS
Y REGALIZ

10

Ingredientes

- 20 g de arándanos
- 5 g de regaliz en trozos pequeños
- 1 botella de vidrio con cierre *flip off* con 750 ml de kombucha de té rojo

Los arándanos son el alimento vegetal con mayor poder antioxidante, ricos en vitamina C, resveratrol, antocianinas y con bajo índice glucémico, por lo que se convierten en excelentes alimentos para nuestra salud. El regaliz es una planta con propiedades antiinflamatorias, antivíricas, antiácidas. Todo ello combinado con el poder antioxidante y protector de la kombucha hace que esta mezcla sea especialmente buena para combatir o prevenir infecciones y fortalecer el sistema inmunitario.

Preparación

1 Echar los arándanos y el regaliz en la botella.

2 Dejar fermentar a temperatura ambiente durante dos o tres días controlando la presión de las botellas a diario.

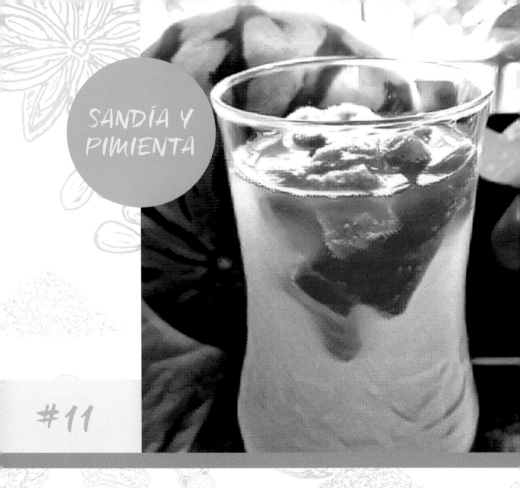

SANDÍA Y PIMIENTA

#11

Ingredientes

- 1 rodaja de sandía
- 3 bolas de pimienta negra
- 1 botella de vidrio con cierre *flip off* con 750 ml de kombucha de té rojo

Esta mezcla me encanta, es deliciosa. El sabor dulce de la sandía contrasta con el ligero picante de la pimienta.

Es un buen estimulante del sistema digestivo y muy refrescante.

Preparación

1 Cortar la sandía en tiras alargadas que quepan por el cuello de la botella y añadir las bolas de pimienta.

2 Agitar bien y dejar fermentar durante unos días controlando la presión de las botellas.

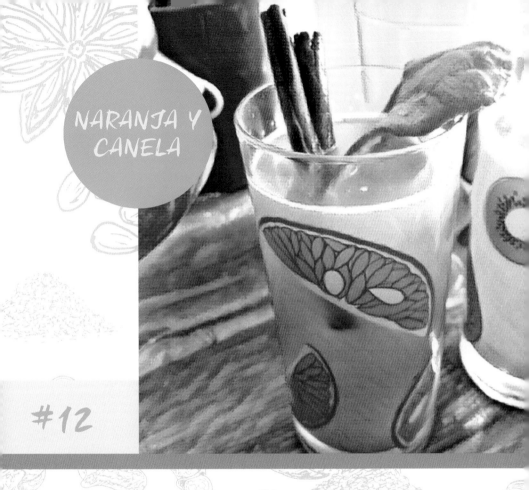

NARANJA Y CANELA

#12

Ingredientes

- 2 naranjas
- 2 ramas de canela ceylan
- 1 botella de vidrio con cierre *flip off* con 750 ml de kombucha de té rojo

La combinación del sabor de la naranja con la canela me transporta a algún lugar exótico.

Las propiedades de la canela son múltiples, y constituye una especia muy beneficiosa para la salud que aporta vitaminas A,C,E,B y vitamina K, mejora la sensibilidad a la insulina, además de disminuir los niveles de glucosa en sangre. Siempre hemos de asegurarnos de que sea de Ceilán, ya que apenas contiene cumarina en su composición.

La naranja nos aporta vitamina C, flavonoides y betacarotenos con propiedades antioxidantes y antiinflamatorias.

Preparación

1. Hacer un zumo con una naranja y mezclarlo con la kombucha.

2. Cortar la otra naranja en tiras finas y alargadas que quepan por el cuello de las botellas e introducirlas junto con dos ramas de canela.

3. Después, agitar bien y dejar fermentar unos días, abriendo las botellas al menos una vez al día para liberar el gas.

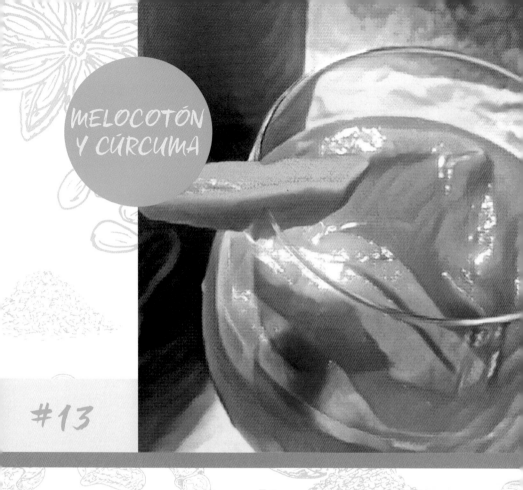

MELOCOTÓN Y CÚRCUMA

#13

Ingredientes

- 2 melocotones maduros
- 5 g de cúrcuma en polvo
- 1 botella de vidrio con cierre *flip off* de 1 litro de capacidad llena con 750 ml de kombucha de té rojo

El melocotón es una fruta con propiedades muy beneficiosas. Es rico en fibra, fuente de betacaroteno (precursor de la vitamina A), posee buenos niveles de potasio, magnesio, fósforo, zinc, selenio, vitaminas C y E. Combinado con la cúrcuma y la kombucha se obtiene una mezcla diurética y antioxidante que ayuda al organismo a reducir la inflamación. Además, la combinación de sabor es exquisita.

Preparación

1 Pelar y cortar el melocotón en trozos alargados y finos para que quepan por el cuello de la botella.

2 Después, añadir la cúrcuma en polvo. Agitar para mezclar bien y después dejar fermentar durante 2 o 3 días.

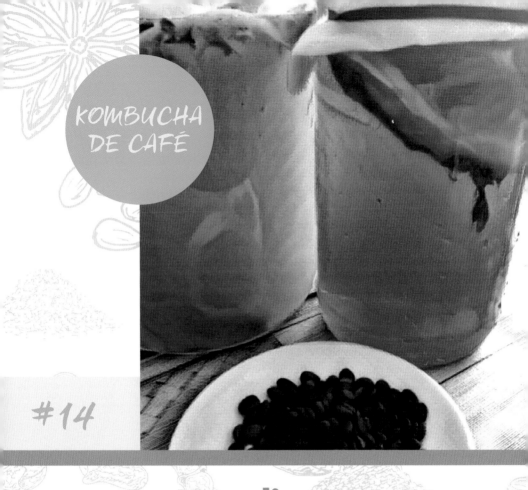

KOMBUCHA DE CAFÉ

#14

Ingredientes

para 1 litro

- 50 g de azúcar de caña
- 1 taza de café ecológico de tueste natural (250 ml)
- 1 litro de agua mineral fría
- 1 SCOBY
- 200 ml de té de arranque de kombucha (líquido iniciador)
- Un bote de cristal de boca ancha de 2 litros de capacidad
- Una gasa y una goma elástica

Para los amantes del café existe esta receta que, además aporta un extra de cafeína. Aunque el SCOBY necesita té de la familia *Camellia sinensis,* se puede hacer una kombucha alternando un SCOBY entre una tanda de café y otra de té. Además, tiene las propiedades probióticas de la kombucha y es muy refrescante.

Elaboración

1. Mezclar el café con el azúcar hasta disolverlo completamente en el bote de cristal.

2. Añadir el agua fría y medirla con el termómetro, para asegurarnos de que no supera los 35 ºC.

3. Poner dentro el SCOBY y después añadir el líquido iniciador en la superficie. Por último, tapar con la gasa y fijar con la goma elástica.

4. Guardar en un sitio oscuro a temperatura constante durante unos 7 a 10 días.

5. Transcurrido este tiempo se habrá formado un nuevo SCOBY en la superficie y podemos proceder a embotellar nuestra kombucha de café y refrigerar para ralentizar la fermentación.

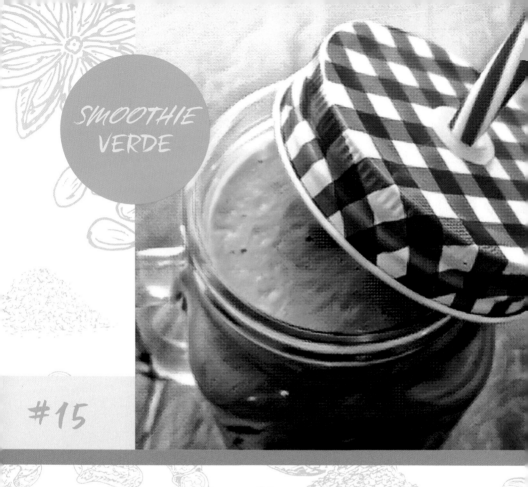

Ingredientes

- 100 g de espinacas
- 1 manzana golden con piel
- 300 g de piña natural
- 150 ml de kombucha de té verde
- 100 ml de agua fría

Datos

Si queremos limpiar nuestro tubo digestivo a la vez que aportar fibra, vitaminas y antioxidantes a nuestro organismo, este batido es el ideal. Nos ayuda a depurar y eliminar toxinas y es una gran idea consumirlo por la mañana como desayuno para favorecer la limpieza de nuestro cuerpo.

Preparación

1. Echar en una batidora de vaso todos los ingredientes y batir durante un minuto.

2. Después podemos consumir inmediatamente o refrigerar.

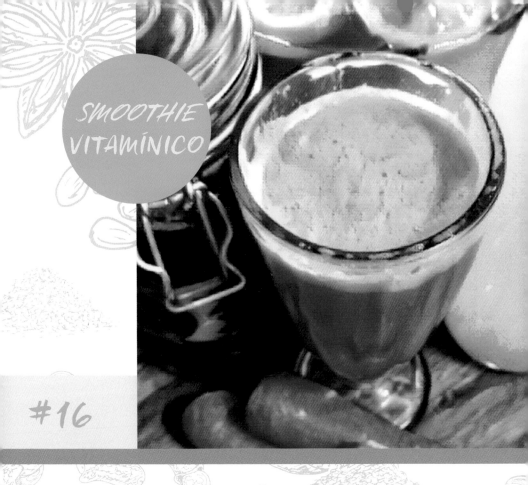

SMOOTHIE VITAMÍNICO

#16

Ingredientes

para 1 litro

- 1 zanahoria pelada
- zumo de dos naranjas
- 250 ml de kombucha de té rojo
- 5 g de cúrcuma en polvo

Gran aporte de vitamina C y de vitamina A que fortalecerá el sistema inmunitario y las mucosas, grandes defensas del organismo.

La cúrcuma es un gran antiinflamatorio que junto con la kombucha combina a la perfección con este batido ideal para el otoño-invierno, época en la que necesitamos tener un sistema inmune fuerte.

Preparación

1 En una batidora de vaso poner todos los ingredientes. Podemos añadir unos cubitos de hielo para que esté más fresquito.

2 Batir durante 1 minuto y servir.

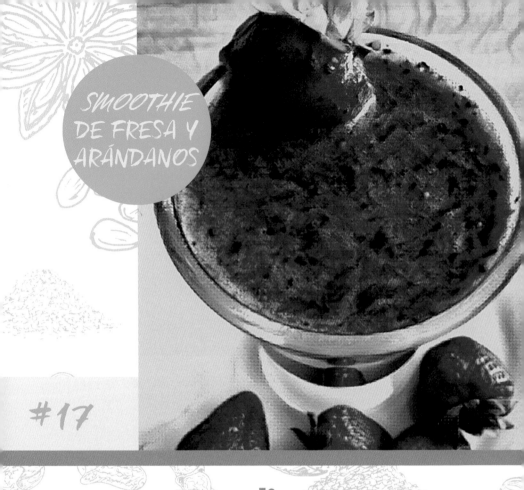

Ingredientes

para 1 litro

- 100 g de fresas
- 100 g de arándanos
- 100 ml de agua fría
- 250 ml de kombucha de té rojo

Los frutos rojos son un gran tesoro de la naturaleza. Ricos en polifenoles y flavonoides, moléculas con gran potencial antioxidante, y bajos en carbohidratos, son los perfectos aliados para una alimentación saludable rica en nutrientes. En especial los arándanos, con sus ácidos orgánicos y las antocianinas que les dan su color característico, son grandes aliados para impedir la proliferación de bacterias patógenas.

Preparación

1. Poner todos los ingredientes en una batidora de vaso y batir durante 1 minuto.

2. Después servir frío.

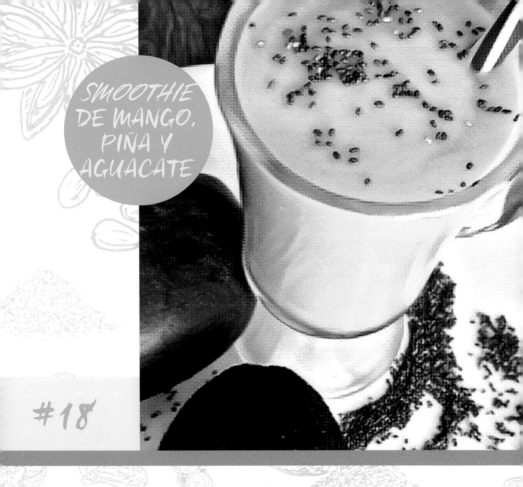

Ingredientes

- 1 mango pequeño
- 1 rodaja de piña
- ½ aguacate
- 250 ml de kombucha de té verde
- semillas de chía para decorar

Datos

El mango, la piña y el aguacate son tres frutas prebióticas por excelencia. Es decir, son un alimento magnífico para nuestra amiga la microbiota intestinal. Son ricas en fibras fermentables, vitaminas, minerales y enzimas digestivas como la bromelina de la piña que ayuda a la digestión.

Preparación

1. Pelar el mango y cortar el mango y el aguacate. Partir la rodaja de piña en trozos pequeños.

2. Introducir todos los ingredientes en una batidora de vaso y batir durante 1 minuto.

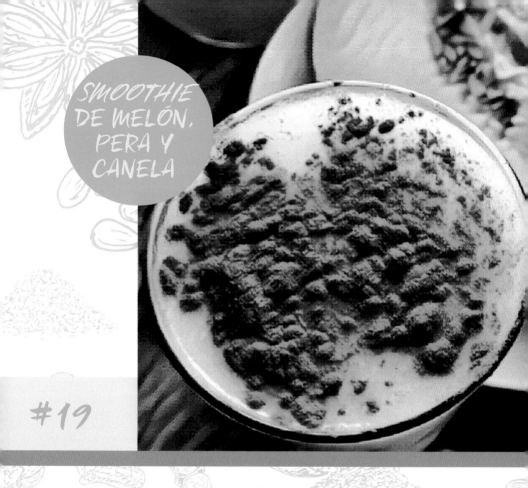

SMOOTHIE DE MELÓN, PERA Y CANELA

#19

Ingredientes

- 3 rodajas de melón
- 1 pera
- canela Ceilán en polvo
- 250 ml de kombucha de té verde

Datos

Preparado con gran aporte de fibra y antioxidantes gracias a estas dos frutas con un alto contenido en vitamina C, vitamina A y vitaminas del grupo B y minerales como el hierro, el calcio, magnesio, yodo y potasio. Para ayudar a que no aumente la glucosa en sangre de manera brusca por su contenido en azúcar, utilizaremos la canela como reguladora y además aportará un sabor delicioso.

Preparación

1. Pelar la pera y trocearla.

2. Ponerla junto con las rodajas de melón y la kombucha en una batidora de vaso y batir durante un minuto.

3. Después espolvorear con la canela y servir bien frío.

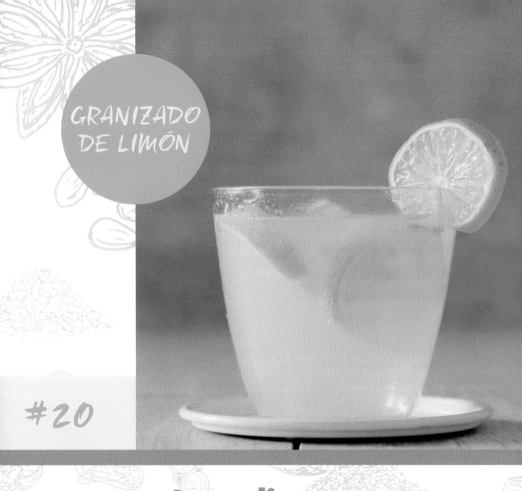

GRANIZADO DE LIMÓN

#20

Ingredientes

- El zumo de dos limones exprimidos
- Una cucharada de miel natural
- 100 ml de kombucha de té verde
- una hoja de menta para decorar
- hielo picado

Esta es una forma muy refrescante y saludable de tomar nuestra kombucha en épocas de calor. Haremos los granizados con una base de hielo picado que podemos procesar en una picadora de alimentos y después añadiremos frutas frescas, endulzante natural y kombucha para crear diferentes sabores. En esta receta utilizaremos limones exprimidos que además de refrescarnos e hidratarnos nos aportarán una gran dosis de vitamina C y antioxidantes.

Preparación

1 Poner todos los ingredientes en una batidora de vaso y batir durante 30 segundos.

2 Servir bien frío y poner la hoja de menta y una rodaja de limón para decorar.

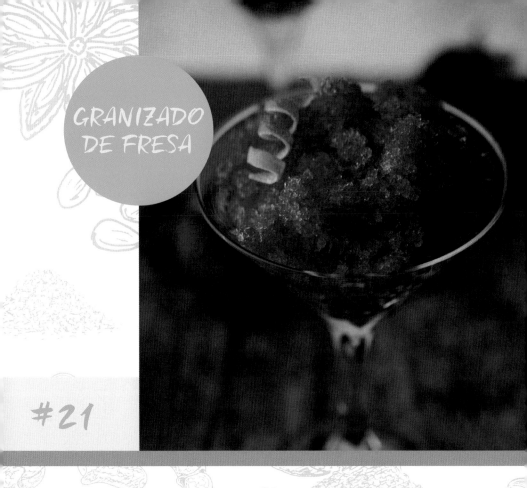

GRANIZADO DE FRESA

#21

Ingredientes

- 100 g de fresas congeladas
- 100 ml de kombucha de té verde
- hielo picado

Delicioso, refrescante y muy apetitoso en días de calor. Las fresas son ricas en fibra y una buena fuente de hierro, calcio, yodo, fósforo, magnesio y potasio.

Las fresas, al igual que el resto de frutos rojos, tienen una piel muy fina que permite el paso de los pesticidas y productos químicos con los que se las suele rociar, por lo que merece la pena poner atención en comprarlas de cultivo ecológico, pues, aunque su precio sea algo más elevado, los productos tóxicos son perjudiciales para nuestra microbiota y nuestra salud en general.

Preparación

1. En una batidora de vaso echar las fresas y la kombucha.

2. Después añadir el hielo picado y batir durante 30 segundos y estará listo para consumir bien frío.

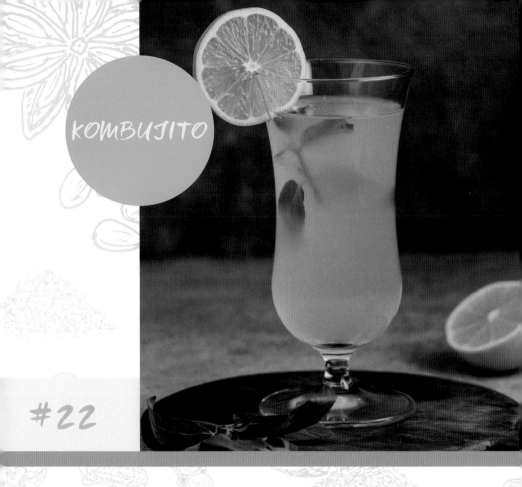

KOMBUJITO

#22

Ingredientes

- 2 cucharadas de azúcar de caña
- 8 hojas de hierbabuena
- 30 ml de zumo de lima
- 60 ml de ron cubano añejo
- ½ lima en rodajas
- 120 ml de kombucha de té verde
- Hielo picado

Utensilios:
- Un vaso ancho y alto
- Una mano de mortero
- Una cuchara mezcladora

Incluyo esta receta en mi selección de recetas saludables para mejorar la salud, porque me parece deliciosa y refrescante y podemos realizar la versión sin alcohol, como alternativa, que, por supuesto, será mucho más saludable.

Preparación

1. Poner el azúcar en el fondo de un vaso de cristal ancho y alto. Los mojitos se elaboran directamente sobre el vaso sin necesidad de coctelera.

2. Verter el zumo de la lima y con una cuchara mezcladora diluir el azúcar. Dar unos pequeños golpecitos a las hojas de hierbabuena para que liberen su aroma y majarlos un poco con una mano de mortero dentro del vaso, presionando contra el azúcar en el fondo.

3. Después, añadir los trozos de lima en el fondo y darle unos toques de mortero para que libere un poco su zumo. A continuación echar el ron y después llenar el vaso con el hielo picado.

4. Por último, añadir nuestra kombucha hasta rellenar el vaso y remover suavemente con la cuchara mezcladora. Servir con pajita y decorar con una rodaja de lima.

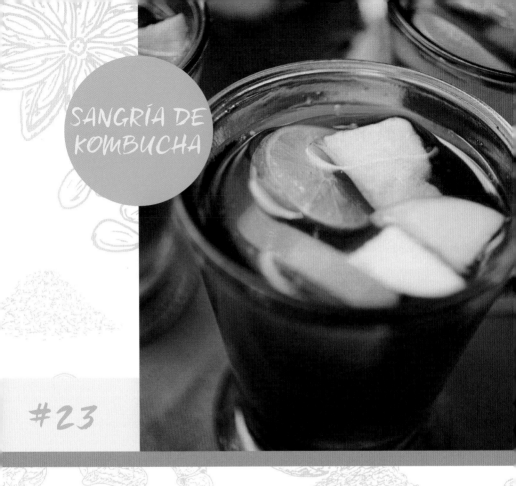

SANGRÍA DE KOMBUCHA

#23

Ingredientes

- 750 ml de vino tinto
- 500 ml de kombucha (yo utilizo la de té negro chai y queda muy rica)
- 1 naranja cortada en trozos
- 1 limón cortado en trozos
- 1 mango hecho puré (triturado)
- canela
- hielo

Esta es una versión probiótica de la sangría tradicional, pero con un toque gaseoso y ligeramente ácido que le da una chispa muy divertida y refrescante, sobre todo para las noches de verano. Para elaborar esta sangría puedes utilizar cualquier fruta fresca que te apetezca, pues admite cualquier combinación. Aunque es una bebida con alcohol, el aporte de vitaminas y antioxidantes por parte de las frutas y de la kombucha hace que se contrarresten en cierta medida los efectos perjudiciales del vino para nuestro organismo.

Preparación

1 En una jarra de cristal mezclar el vino y la kombucha con la canela.

2 Exprimir los cítricos para extraer el zumo y echarlos dentro de la jarra junto con el puré de mango.

3 Remover bien para mezclar y añadir el hielo. Dejar reposar unos minutos y estará listo para degustar y disfrutarlo.

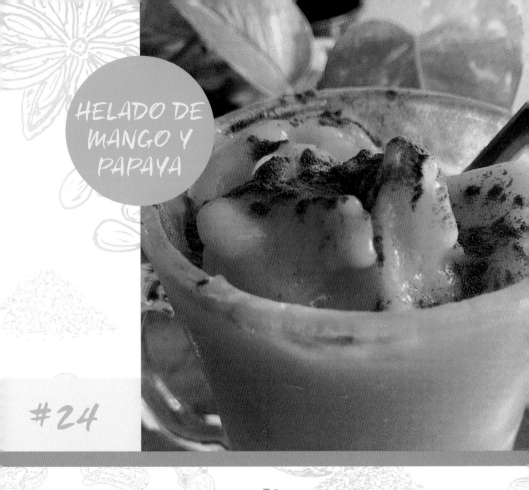

HELADO DE MANGO Y PAPAYA

#24

Ingredientes

- 150 g de mango congelado
- 150 g de papaya congelada
- 100 ml de kombucha
- Canela Ceilán en polvo para decorar

Otra forma de hacer helados es formando una mezcla muy cremosa con frutas congeladas y nuestra kombucha favorita.

La congelación «duerme» a los microorganismos que contiene la kombucha, pero al entrar en nuestro sistema digestivo vuelven a despertar.

Preparación

1 En una procesadora de alimentos triturar la fruta congelada durante 30 segundos.

2 Después añadir la kombucha y el sirope de ágave y mezclamos otros 30 segundos. Habremos obtenido una mezcla muy cremosa que pondremos en un bol y podremos tomar inmediatamente o refrigerar o servir espolvoreando un poco de canela.

¡Está delicioso!

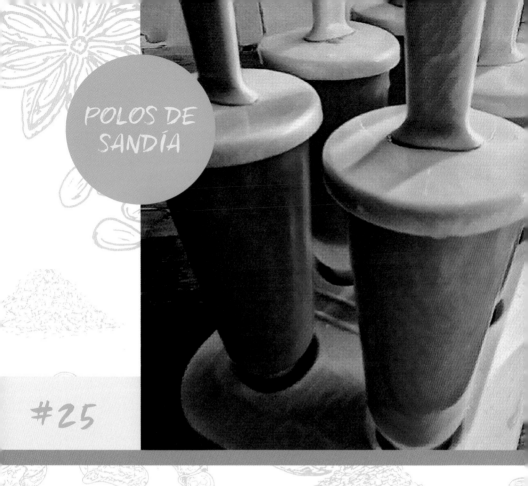

POLOS DE SANDÍA

#25

Ingredientes

- 50 g de kombucha de té rojo
- 250 g de sandía congelada
- una cucharada de miel natural (opcional)

Utensilios especiales:

- Moldes para polos de helado

Datos

Si queremos hacer un helado rico y saludable y de una forma divertida que les guste a los más pequeños de la casa esta receta es ideal. Además, conseguiremos que tomen kombucha sin darse cuenta y se beneficiarán de sus excelentes propiedades. Lo podemos hacer con cualquier fruta o mezclando varias que nos gusten. Es una manera de aprovechar la fruta que está empezando a madurar demasiado y al congelarla le damos una segunda vida.

Preparación

1. En una batidora de vaso poner la fruta congelada y triturar durante unos 30 segundos.

2. Después añadir la miel y la kombucha y triturar otros 30 segundos.

3. Poner la mezcla cremosa en los moldes y crear nuestros polos de helado llevándolo al congelador por unas horas.

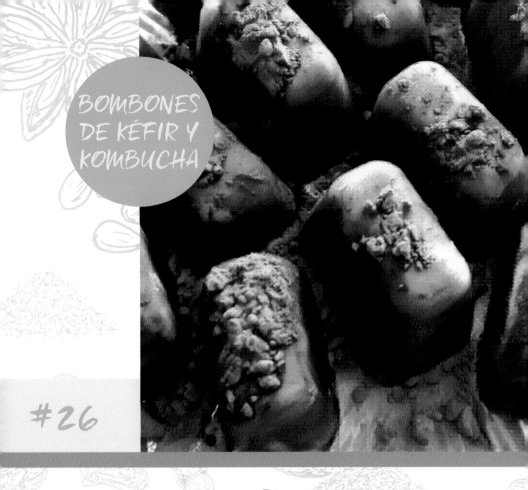

BOMBONES DE KÉFIR Y KOMBUCHA

#26

Ingredientes

- 80 g de kéfir de cabra ecológico
- 50 ml de kombucha
- 100 g de harina de algarroba
- 80 g de aceite de coco virgen extra

Datos

Estos bombones helados son unos bocados sin azúcar añadido muy saludables. El kéfir y la kombucha aportan los probióticos y un toque ácido y divertido. La harina de algarroba es un gran sustituto del cacao que aporta vitaminas, minerales y carbohidratos de calidad. El aceite de coco aporta dulzor y grasa saludable que los convierte en un postre sabroso y nutritivo.

Preparación

1. Introducir todos los ingredientes en una batidora de vaso y batir un par de minutos hasta que la mezcla esté muy cremosa.

2. Después verter la mezcla en un molde de silicona para bombones y meterlo en el congelador.

3. Tras un par de horas estarán listos para tomar.

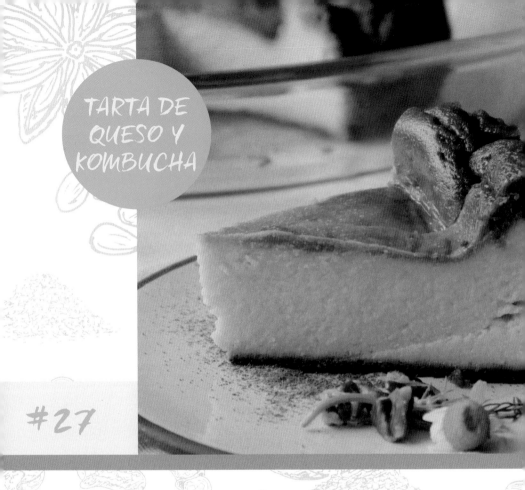

TARTA DE QUESO Y KOMBUCHA

#27

Ingredientes

- 100 g de nueces
- 3 dátiles
- 100 g de queso crema
- 100 g de queso mascarpone
- 40 g de agar agar
- 50 ml de leche de avena
- 50 ml de kombucha de té verde

Para los amantes de la tarta de queso como es mi caso, esta receta con kombucha es una versión diferente pero deliciosa. La kombucha aporta un toque ácido que contrasta con el dulce y se funde con la cremosidad del queso. Una auténtica ambrosía.

Preparación

1 Para crear la base, triturar los dátiles con las nueces en una procesadora de alimentos hasta crear una pasta. Extender la mezcla en un molde con papel de horno.

2 Después, para crear el relleno, calentar la leche de avena y disolver en ella el agar agar. Mientras tanto triturar el queso crema junto al mascarpone y la kombucha hasta crear una mezcla cremosa.

3 Seguidamente mezclarlo con el agar agar y batir unos segundos hasta integrarlo bien.

4 Por último, extender la mezcla cremosa en el molde sobre la pasta de nueces y dátiles y llevar al frigorífico durante 3 o 4 horas.

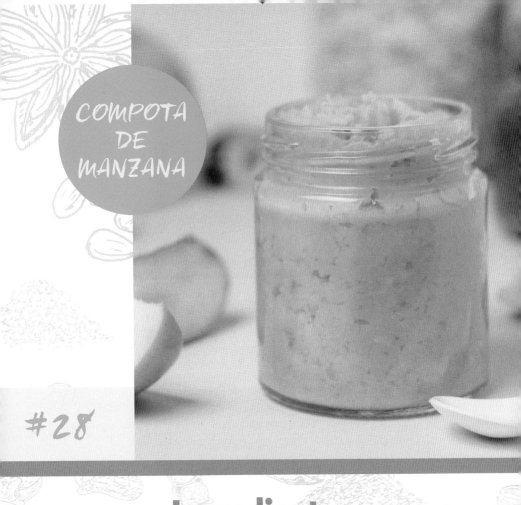

COMPOTA DE MANZANA

#28

Ingredientes

- 700 g de manzanas
- 100 g de miel natural
- 100 ml de zumo de limón
- canela ceylan en polvo
- 100 ml de kombucha de té verde

La manzana es una fruta neutra con muchas propiedades para nuestra salud y que no puede faltar en el contexto de una alimentación prebiótica y saludable. Es ideal para cuidar nuestra microbiota, ya que contiene pectina, un tipo de fibra soluble que se encuentra en la piel y que sirve de alimento para nuestras bacterias beneficiosas del intestino.

Consumir manzana de manera regular beneficia el metabolismo del intestino grueso. Hemos de intentar consumir muchos tipos de manzanas, ya que cada variedad tiene diferentes propiedades. En esta receta he utilizado manzana reineta, que para mí es la que tiene un sabor más ácido y me resulta deliciosa pero podemos utilizar cualquier tipo de manzana que nos guste.

Preparación

1. Colocar las manzanas con piel bien lavadas y cortadas en trozos pequeños en una fuente de horno. Asar a 180° durante 30 minutos y dejar enfriar. Después, con una batidora triturar las manzanas asadas con la miel, la kombucha y el zumo de limón. Servir a temperatura ambiente y espolvorear con canela para decorar.

2. Podemos utilizarla como postre o como guarnición de carnes. También para untar en tostadas o para acompañar con yogur.

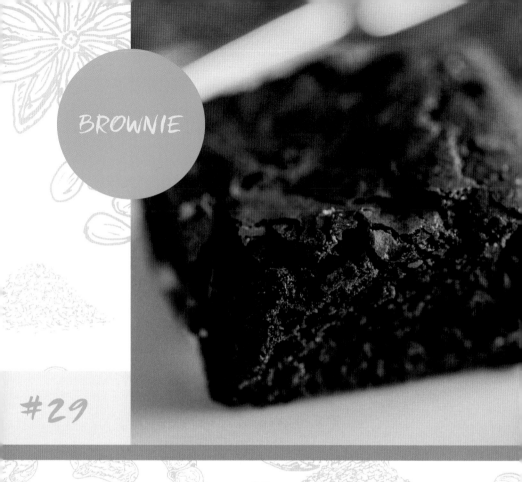

BROWNIE

#29

Ingredientes

- 50 g de almendras crudas sin piel y remojadas durante dos horas
- 1 aguacate
- 2 dátiles sin hueso
- 30 g de cacao puro en polvo
- 100 ml de kombucha

Un postre saludable y lleno de nutrientes que no requiere horneado, por lo que mantiene intactas todas sus propiedades. La kombucha le aporta un toque ácido que contrasta muy bien con el dulce.

Preparación

1. Poner todos los ingredientes en una batidora de vaso y triturar durante 1 minuto.

2. Después pasarlo a un molde de brownie y refrigerarlos para consumir en otro momento.

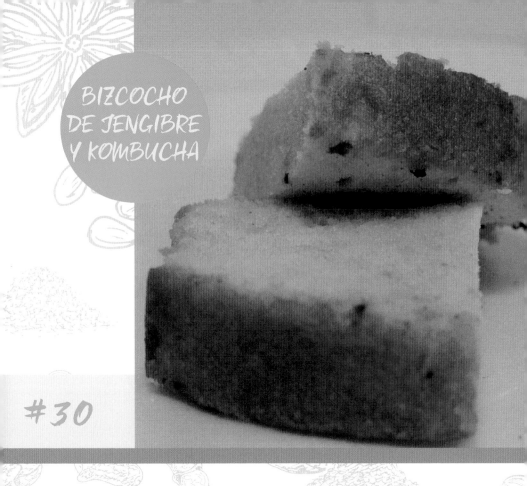

BIZCOCHO DE JENGIBRE Y KOMBUCHA

#30

Ingredientes

- un trozo de raíz de jengibre (unos 30 g)
- la corteza y el zumo de un limón
- 100 g de azúcar moreno
- 2 yogures vegetales (yo utilizo los de soja)
- 20 g de canela ceylan

- 150 ml de AOVE
- 150 g de harina de almendras
- 150 g de harina de garbanzos
- 250 g de harina de trigo sarraceno
- 1 sobre de levadura química
- 150 ml de kombucha

Este bizcocho saludable es una receta sencilla llena de nutrientes y resulta delicioso. Al utilizar harina de trigo sarraceno es una versión sin gluten apto para celíacos. Además, tampoco contiene huevo ni lácteos, por lo que es apto para veganos.

En este caso, al cocinar la kombucha pierde sus propiedades probióticas, pero, aun así, es interesante utilizarla como ingrediente, porque aporta un sabor especial y nutrientes beneficiosos como vitaminas y minerales.

Preparación

1 En una batidora de vaso picar la raíz de jengibre pelada y troceada con el azúcar moreno, la corteza y el zumo de limón, hasta obtener una textura fina.

2 Añadir los yogures, la canela, la kombucha y el AOVE y batir un par de minutos para integrar bien todos los ingredientes húmedos.

3 A continuación añadir todos los ingredientes secos (las harinas y la levadura) y batir durante 5 minutos a máxima potencia para crear una masa homogénea y fluida. Si queda muy espesa añadir un chorrito de leche vegetal hasta que adquiera la consistencia deseada.

4 Seguidamente poner la mezcla en una fuente de horno previamente engrasada con AOVE y llevarla al horno precalentado a 180 °C. Hornear durante 45 minutos y servir.

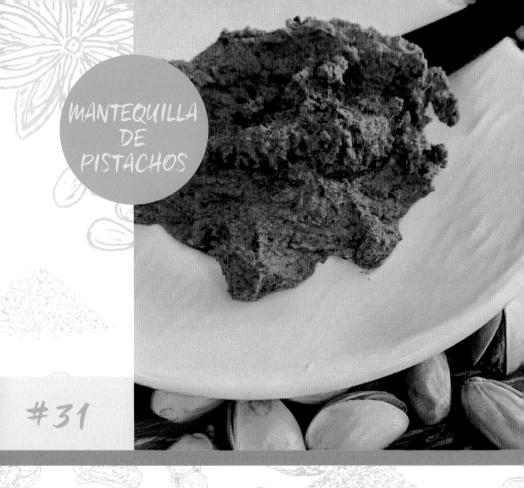

MANTEQUILLA DE PISTACHOS

#31

Ingredientes

- 200 g de pistachos tostados sin sal y pelados
- 100 ml de kombucha de té verde

Las mantequillas o cremas de frutos secos son una opción muy nutritiva y saludable para nuestra microbiota. Son un alimento prebiótico muy interesante, porque tienen una gran cantidad de fibra fermentable y grasa saludable que nuestras bacterias pueden transformar en metabolitos muy beneficiosos para nuestra salud, como son los ácidos grasos de cadena corta (butirato, propionato, acetato).

Se puede utilizar cualquier fruto seco, en este caso he elegido el pistacho porque me encanta como queda su sabor al mezclarlo con la kombucha. La kombucha aporta el probiótico que ayudará a favorecer la diversidad de nuestro ecosistema y un sabor especial que contrasta con el dulce del fruto seco.

Preparación

1. En una procesadora de alimentos batir los ingredientes durante unos minutos hasta formar una crema untuosa que podemos conservar en un tarro de cristal a temperatura ambiente durante unos 15 días sin que se modifique su sabor o en el frigorífico por varios meses.

2. Servir al gusto.

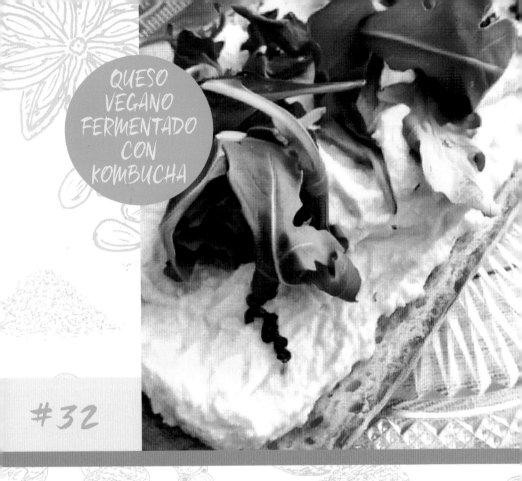

QUESO VEGANO FERMENTADO CON KOMBUCHA

32

Ingredientes

- 100 g de anacardos remojados al menos dos horas
- 200 g de tofu natural
- 100 ml kombucha
- 10 g de polvo de psyllium

- sal
- pimienta
- especias al gusto (tomillo, romero, orégano...)

Datos

Este queso vegano es una alternativa al queso animal que se puede elaborar fácilmente en casa y que además tiene un gran interés nutritivo.

Es alto en grasas saludables y vitaminas procedentes de los anacardos. El tofu aporta proteínas vegetales de calidad. El psyllium, además de proporcionar untuosidad, aporta fibra prebiótica muy interesante para nuestra microbiota. La kombucha, además de añadir microorganismos beneficiosos, le da un sabor ácido que lo hace sabroso y divertido para untar en tostas, aliñar platos de pasta, ensaladas o dipear con crudités.

Preparación

1 Poner todos los ingredientes en una batidora de vaso y triturar durante dos minutos hasta obtener una textura homogénea y cremosa para untar.

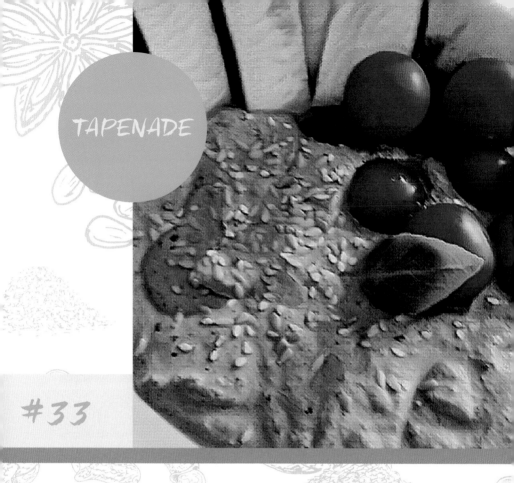

TAPENADE

#33

Ingredientes

- 100 g de aceitunas negras deshuesadas
- hojas de albahaca fresca
- 2 cucharadas de tahini
- 100 ml de kombucha de pepino y albahaca
- tomillo seco
- pimienta negra

Datos

Las aceitunas son frutas que aportan grasas de calidad y que deben formar parte de una dieta sana y equilibrada. Son ricas en ácido oleico (omega-9) vitaminas A y E, así como minerales como el sodio, el calcio, magnesio y hierro. Además, aportan fitoesteroles vegetales que ayudan a disminuir los niveles de colesterol en sangre.

Preparación

1 Triturar todos los ingredientes y servir con crudités.

2 También podemos utilizar el tapenade para acompañar un plato de pasta o unos espaguetis de calabacín. Su intenso sabor no te dejará indiferente.

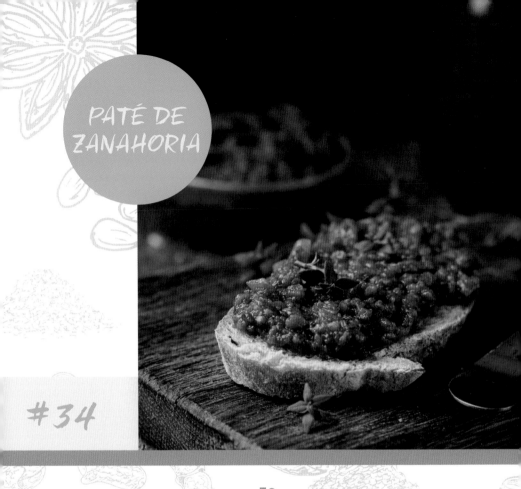

PATÉ DE ZANAHORIA

#34

Ingredientes

- 2 zanahorias peladas
- 1 aguacate grande maduro
- 30 g de piñones
- un chorrito de AOVE
- 50 ml de kombucha de té verde
- orégano

Datos

Esta receta es un «fondo de nevera» muy práctico, ya que combina tanto con una tosta como unos cogollos de lechuga o unas endibias. Además, es muy fácil de hacer y es súper nutritiva. Los piñones son un gran alimento rico en ácidos grasos omega 3 y omega 6 y fuente de minerales como magnesio, potasio y zinc. El aguacate y la zanahoria son fuente de vitaminas y fibra prebiótica que le encanta a nuestra microbiota.

¡El toque ácido de la kombucha es la guinda del pastel!

Preparación

1. Poner todos los ingredientes en una procesadora de alimentos y triturar hasta conseguir una especie de paté.

2. Después, servir en un bol o sobre unas hojas de lechuga y ¡a disfrutar!

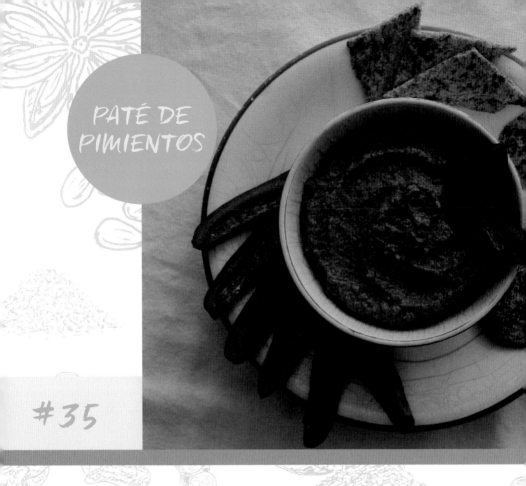

PATÉ DE PIMIENTOS

#35

Ingredientes

- 150 g de tomates secos
- 100 g de pimientos del piquillo
- 100 ml de kombucha
- 100 g de anacardos remojados
- 1 cucharada de perejil seco
- 1 cucharada de ajo en polvo
- 1 cucharada de pimentón dulce
- 1 chorrito de AOVE
- pizca de sal

Delicioso paté con alto contenido en vitaminas y minerales, fibra y grasas saludables que podemos untar en tostadas, dipear con crudités o utilizar como aliño de pastas, arroces, etc. Es una receta muy versátil y nutritiva que no deja indiferente y que a nuestras bacterias les encanta.

Preparación

1. Hidratar los tomates secos durante 8 horas y una vez transcurrido ese tiempo escurrirlos y cortarlos en trozos pequeños.

2. Echar los ingredientes en una batidora de vaso junto con los tomates cherry, los pimientos de piquillo, la kombucha y los anacardos y poner todas las especias.

3. Después, triturar muy bien hasta que quede la textura de paté para poder untarlo en alguna tosta o dipear con crudités.

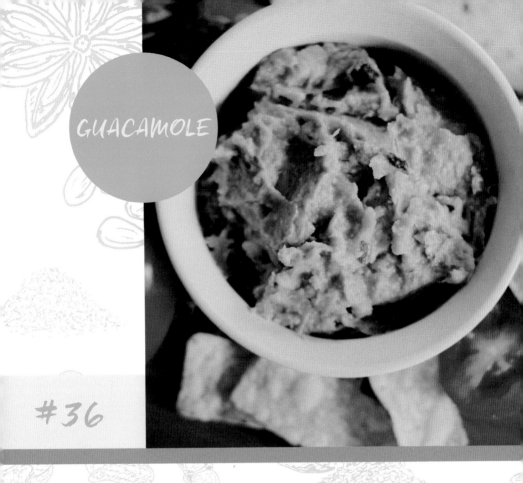

GUACAMOLE

#36

Ingredientes

- 4 aguacates grandes maduros
- una cebolla morada
- 100 g de tomate
- 1 cucharada de hojas de cilantro fresco sin tallo (opcional)
- 100 ml de kombucha
- sal

Datos

El ingrediente estrella de esta receta es el aguacate, un fruto oleaginoso lleno de vitaminas, minerales, fibra y grasa saludable. A nuestra microbiota le encanta el aguacate y, en conjunto, con la kombucha es una opción probiótica muy saludable y recomendable. Además, el guacamole es una receta muy versátil que nos sirve como entrante, aperitivo, o como acompañamiento de carnes, pescados y huevos.

Preparación

1 Pelar la cebolla y lavar el tomate. Picarlos muy finos.

2 Cortar los aguacates por la mitad, vaciarlos en un bol y dejar los huesos dentro para evitar que se oxiden.

3 Regar con la kombucha el aguacate y empezar a aplastar con un tenedor hasta formar una pasta irregular con tropezones.

4 Echar el cilantro, la cebolla y el tomate y mezclarlo todo.

5 Añadir una pizca de sal y acompañar con unos triángulos de maíz o con crudités (zanahoria, apio, pimiento o calabacín, entre otras verduras, en tiras).

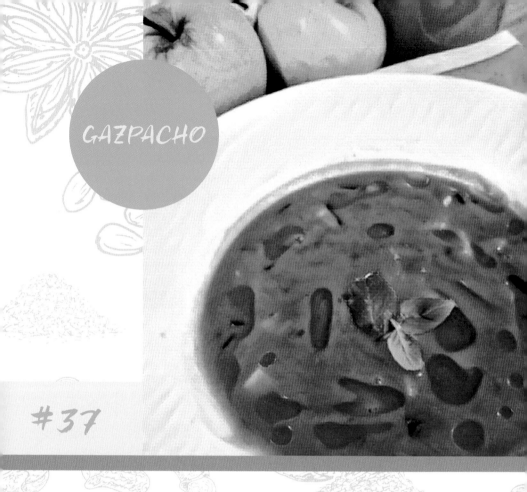

GAZPACHO

#37

Ingredientes

- 1 kg de tomates maduros
- 1 manzana golden sin piel
- 1 pepino sin piel
- 1 cebolla
- 2 dientes de ajo
- 50 g de aceite de oliva vírgen extra
- 250 ml de kombucha

En temporada de tomate no hay nada más rico y fresco que el gazpacho. Es una receta llena de vitaminas, minerales, fibra y agua que hidrata y refresca en épocas de calor. La kombucha le da un toque divertido y diferente que resulta delicioso.

Preparación

1. Poner todos los ingredientes y batir durante 3 minutos en una batidora de vaso

2. Después servir muy frío y espolvorear con un poco de comino en polvo.

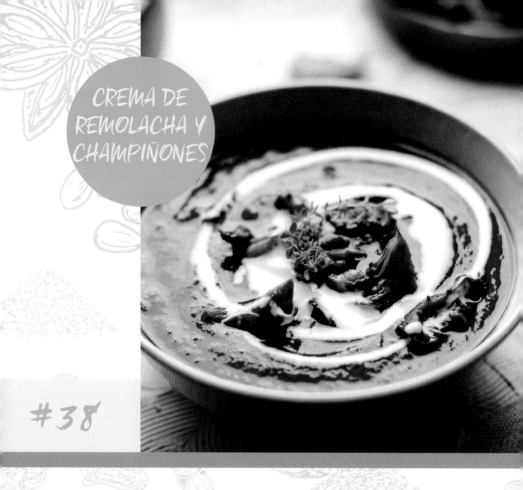

CREMA DE REMOLACHA Y CHAMPIÑONES

#38

Ingredientes

- 500 g de remolacha cocida
- 500 g de champiñones
- 2 cebollas
- 2 dientes de ajo
- 150 ml de kombucha
- 500 ml de agua
- una pizca de jengibre en polvo
- Semillas de lino dorado
- AOVE

Datos

Una manera muy interesante de introducir la kombucha en nuestros menús es añadirla en nuestras recetas de cremas de verduras para darles un toque de sabor especial y aportar bacterias buenas para nuestra digestión. Lo único que tenemos que tener en cuenta es que estas cremas han de consumirse templadas (a menos de 35 ºC) para respetar la vida de los microorganismos que vamos a incorporar.

Esta receta es de mis favoritas, porque es auténtica medicina para nuestra microbiota. La remolacha es un prebiótico maravilloso y los champiñones, como todas las setas, son grandes estimulantes del sistema inmune gracias a los betaglucanos (carbohidratos fermentables por la microbiota).

Preparación

1. Hacer un sofrito con la cebolla, el ajo y los champiñones hasta que esté bien pochado.

2. Después añadir la remolacha cocida, previamente enjuagada y troceada, junto con la sal y saltear un par de minutos.

3. Dejar reposar hasta que esté templada. Poner la mezcla en una batidora de vaso y añadir el agua y la kombucha (siempre en frío para conservar los microorganismos beneficiosos) y batir durante 3 minutos.

4. Servir a temperatura ambiente, espolvorear con el jengibre y decorar con un chorrito de AOVE y unas semillas de lino dorado.

Sugerencia: También podemos hacerlo con remolacha cruda, pero el tiempo de cocción sería mayor, ya que tendríamos que cortarla en trozos muy pequeños y saltearla unos cinco o 7 minutos.

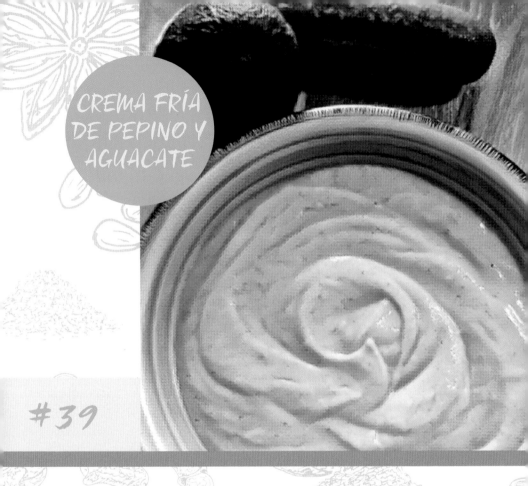

CREMA FRÍA DE PEPINO Y AGUACATE

#39

Ingredientes

- 600 g de pepino pelado y sin semillas
- 2 aguacates grandes y maduros
- 200 g de almendras activadas (remojo la noche anterior)
- 200 ml de kombucha de té verde.
- pimienta negra al gusto
- un chorrito de AOVE
- unas hojas de albahaca

En esta receta vamos a encontrar principalmente minerales como el magnesio y el potasio, así como potentes antioxidantes como las vitaminas liposolubles A, D, E y K presentes en el aguacate y las vitaminas del grupo B, vitamina C también presentes en el pepino. Además, esta crema constituye un gran aporte de fibra y es muy refrescante para épocas de calor, aunque es agradable de tomar durante todo el año ya que el pepino se puede encontrar en todas las épocas según la variedad.

Preparación

1 Batir todos los ingredientes crudos en una batidora de vaso hasta que quede muy cremoso.

2 Decorar con una hoja de albahaca.

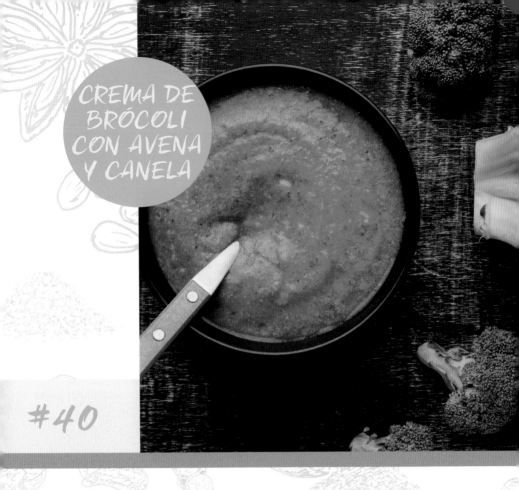

CREMA DE BRÓCOLI CON AVENA Y CANELA

#40

Ingredientes

- 700 g de brócoli
- 1 cebolla
- 2 dientes de ajo
- 2 cucharadas soperas de copos de avena

- ½ litro de caldo de la cocción del brócoli
- 200 ml de kombucha
- una cucharada de canela Ceilán en polvo

El brócoli es una de las crucíferas con mejores propiedades para la salud. Aparte de tener un alto contenido en vitamina C, vitaminas del grupo B y minerales, contiene sulforafano que es un compuesto que induce la muerte de células enfermas, por lo que es un gran protector frente al cáncer.

Por otra parte, la avena también es un alimento muy interesante, porque aporta gran cantidad de fibra, minerales, vitaminas y proteínas.

La canela, además de aportar grandes beneficios antiinflamatorios y controlar la glucemia en sangre le da un toque delicioso a esta receta.

Preparación

1 Cocer el brócoli limpio y troceado junto con los copos de avena en ½ litro de agua durante 10 minutos.

2 Hacer un sofrito con el ajo y la cebolla y una pizca de sal.

3 En una batidora de vaso poner el brócoli hervido con la avena, el sofrito y el agua de la cocción y batir durante 2 minutos.

4 Después, añadir la canela y batir otro minuto. Dejar enfriar.

5 Por último, añadir la kombucha y si es necesario un poco de agua si ha espesado mucho.

6 Espolvorear con un poco de ajo en polvo, unas semillas de sésamo y un chorrito de AOVE. Servir a temperatura ambiente.

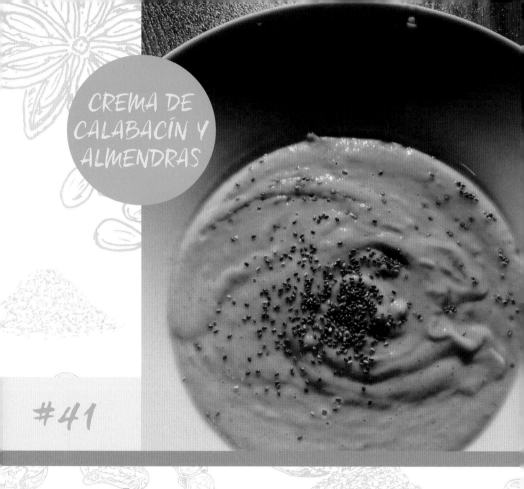

CREMA DE CALABACÍN Y ALMENDRAS

#41

Ingredientes

- 1 cebolla
- 2 dientes de ajo
- 500 g de calabacín con piel
- 30 g de almendras crudas puestas a remojo 2 horas antes

- 30 ml de aceite de coco
- 250 ml de kombucha
- semillas (calabaza, sésamo) y AOVE para decorar.
- sal y pimienta

La crema de calabacín es una receta muy popular y típica en una dieta mediterránea, pero en este caso le damos un toque de sabor muy especial con la kombucha y un aporte de nutrientes extra gracias a las almendras, que son maravillosas por su alto contenido en calcio y en ácidos grasos saludables.

Preparación

1. Primero picar fino el ajo y la cebolla y sofreirlo en una sartén hasta que se doren.

2. Seguidamente añadir el calabacín cortado en dados, la sal y la pimienta y sofreír un par de minutos.

3. Después, añadir las almendras y el aceite de coco, saltear un poco y retirar del fuego.

4. Dejar enfriar y después añadir la kombucha.

5. Batir hasta que quede una crema y espolvorear con semillas y un chorrito de AOVE

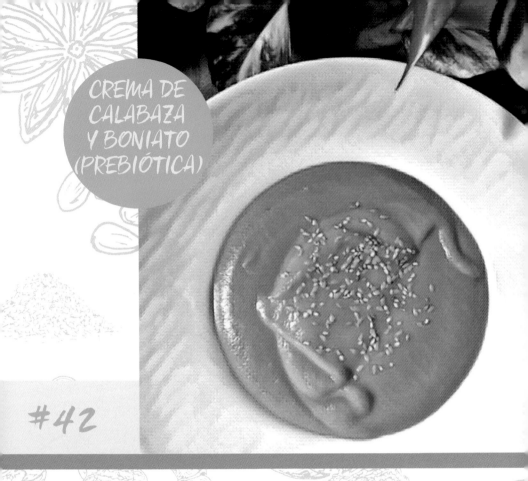

CREMA DE
CALABAZA
Y BONIATO
(PREBIÓTICA)

#42

Ingredientes

- 500 g de calabaza
- 2 batatas medianas
- 1 nabo
- 1 cebolla
- 1 puerro
- 2 zanahorias
- 1 diente de ajo

- una cucharada de cúrcuma en polvo
- 500 ml de agua
- 250 ml de kombucha
- Pipas de calabaza o cualquier otra semilla
- AOVE
- sal y pimienta

Como he explicado anteriormente, los alimentos prebióticos son aquellos que sirven de alimento a nuestras bacterias, porque tienen fibras fermentables que les encantan. El almidón resistente es un tipo de almidón que se genera cuando los tubérculos (con contenido en almidón) se enfrían por un mínimo de 12 horas. Transcurrido este tiempo, se forma el almidón resistente, que nosotros no podemos digerir, pero nuestras bacterias sí y les ayuda a producir metabolitos, muy beneficiosos para nuestra salud, como el butirato (un ácido graso de cadena corta con muchos beneficios antiinflamatorios).

Sabiendo esto, es muy interesante cocinar tubérculos como la patata o el boniato el día antes de consumirlos. Por eso en esta receta lo haremos así.

Elaboración

1 El día anterior poner a cocer las batatas cortadas en trozos y peladas junto con la calabaza y el nabo. Dejar enfriar en el frigorífico durante 12 horas, hasta el día siguiente, para generar el almidón resistente .

2 Hacer un sofrito con la cebolla, el ajo, la sal y la pimienta. Cuando esté pochado, agregar el puerro picado fino y la zanahoria en rodajas y saltear un minuto.

3 Añadir la calabaza cortada en trozos pequeños y rehogar durante unos minutos hasta que se dore. Después añadir las batatas y la cúrcuma y saltear un par de minutos.

4 Cubrir con agua a temperatura ambiente y triturar hasta conseguir una crema. Reservar.

5 Cuando esté templada, añadir la kombucha y remover para integrar bien.

6 Servir con un chorrito de AOVE y decorar con unas pipas de calabaza o cualquier otra semilla.

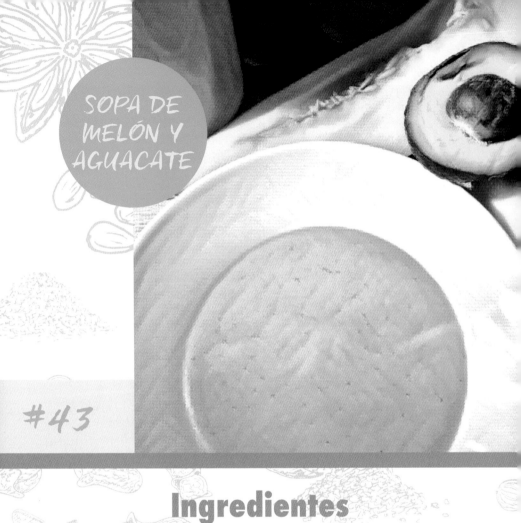

SOPA DE MELÓN Y AGUACATE

#43

Ingredientes

- 200 g de melón maduro
- ½ aguacate grande
- 150 ml de kombucha de té verde
- 10 g de hierbabuena fresca o en polvo
- un par de cubitos de hielo (opcional)

Datos

Esta receta es especialmente deliciosa en verano por su refrescante sabor y recomiendo servirla bien fría. Además, siempre hay que tener en cuenta tomar la fruta en temporada, por lo que el melón lo tenemos desde junio a septiembre y será el momento perfecto para tomarlo. La mezcla del melón y el aguacate ya es deliciosa por sí misma, pero el toque de la kombucha y la hierbabuena produce una explosión de sabor que hace que sea una sopa muy divertida.

Preparación

1 Poner en una batidora de vaso todos los ingredientes que han de estar fríos de la nevera. Podemos añadir el hielo para que el resultado esté más fresco aún.

2 Batir durante dos minutos y dejar enfriar en la nevera si no se va a consumir inmediatamente y servir.

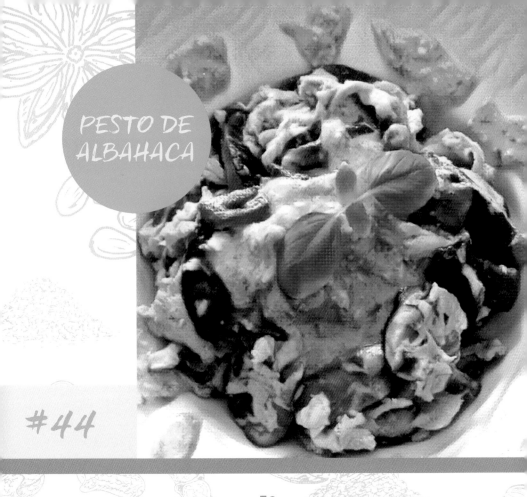

PESTO DE ALBAHACA

#44

Ingredientes

- 50 g de piñones
- 30 g de albahaca
- 15 g de rúcula
- 50 g de kombucha de té verde
- ½ diente de ajo sin el germen
- 30 g de aceite de oliva virgen extra

La salsa pesto se puede hacer de muchas formas y siempre es una opción muy interesante para aliñar nuestros platos. Los ingredientes que suele llevar son hierbas amargas, semillas y especias, por lo que es un gran estimulante para el hígado.

Preparación

1 Echar todos los ingredientes en una batidora de vaso y batir hasta obtener una textura cremosa.

2 Repartir en recipientes en función de los usos que deseemos darle.

Sugerencia: Se puede utilizar para aliñar ensaladas, pasta, untar en pan tostado con tomate o añadirlo a unos huevos revueltos con setas shiitake.

¡Toda una delicia y medicina para nuestra microbiota!!

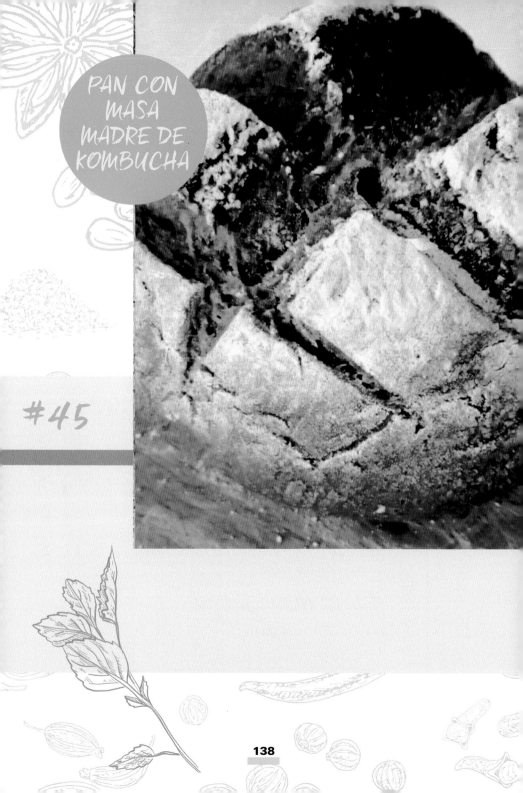

PAN CON MASA MADRE DE KOMBUCHA

#45

El consumo de pan hoy en día genera mucha controversia. Los panes industriales que encontramos en la mayoría de establecimientos son elaborados con harina de trigo refinada y con gluten de gran densidad, que permite conseguir masas muy elásticas y palatables. Es un carbohidrato simple que hace aumentar la glucosa en sangre y tiene muy poco interés desde el punto de vista nutricional, por lo que pasa de ser un alimento a un producto procesado con alto potencial inflamatorio.

Pero el pan no siempre ha sido así, antiguamente se elaboraban panes con masa madre y se realizaban largas fermentaciones o fermentaciones lentas que lo hacían mucho más digerible. Las harinas utilizadas no eran tan refinadas, sino que se mantenían los granos más enteros. Y el gluten del trigo era una molécula mucho más pequeña y asimilable que la que se ha conseguido hoy en día a través de seleccionar las especies de este cereal que mejor resultado dan a la industria.

Por tanto, es muy recomendable, si nos gusta consumir pan, que lo elaboremos nosotros mismos de forma artesanal, buscando la manera más natural posible.

Solo tenemos que crear una masa madre que será el resultado de mezclar harina con agua y dejar fermentar por varios días hasta que las levaduras y bacterias se multipliquen y formen una especie de mousse que añadiremos a nuestro pan para que hagan su magia.

Una vez obtenida la masa madre, elegiremos una harina adecuada que provenga de un cereal con un gluten más suave que el trigo como puede ser el centeno o la espelta, incluso podemos utilizar harinas sin gluten como el trigo sarraceno o el teff o hacer una mezcla de varias.

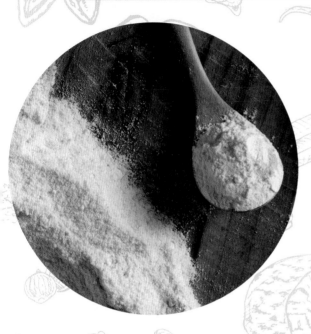

En este caso en vez de agua utilizaremos kombucha para crear nuestra masa madre y así tener un extra de probióticos que le darán fuerza e intensidad de sabor. Se puede hacer con cualquier harina, pero recomiendo que sea una harina con gluten como la espelta o el centeno, pues darán mejor resultado, pero evitaremos el trigo por tener un gluten potencialmente inflamatorio.

Ingredientes

- una cucharada de levaduras de kombucha
- 2 cucharadas soperas de harina de espelta
- 2 cucharadas soperas de kombucha
- 1 cucharada de azúcar de caña

Elaboración

1 Para obtener las levaduras de kombucha que necesitamos para crear nuestra masa madre podemos ir guardando en un recipiente de vidrio con un poco de kombucha las levaduras que vayamos retirando de los SCOBYS cada vez que hacemos una nueva kombucha. Las levaduras son esa especie de hilos negros que aparecen pegados al SCOBY que son las responsables de la carbonatación, entre otras cosas.

2 Una vez tengamos suficientes levaduras, coger una cucharada e introducirla en un bote de cristal. Después, añadir las dos cucharadas soperas de kombucha y el azúcar de caña. Remover bien y por último añadir la harina, que será la misma cantidad que de kombucha. Mezclar bien y tapar el bote con una gasa o una servilleta y fijar con una goma elástica. Dejar a temperatura ambiente.

3 Nuestra masa madre puede tardar entre 5 y 7 días en crear las burbujas que nos indicarán que ya podemos empezar a alimentarla. Mientras ese proceso sucede hemos de destaparla todos los días y remover un par de minutos para que se active la mezcla.

4 Cuando veamos que surgen pequeñas burbujas será el momento de alimentarla. Lo haremos agregando una cucharada de harina y una cucharada de kombucha todos los días y removiendo un par de minutos. Al cabo de los días irá aumentando de tamaño. Necesitamos bastante masa madre para elaborar nuestros panes, así que será conveniente hacer este proceso durante varios días, como mínimo cuatro o cinco días hasta que crezca lo suficiente.

5 Tras utilizar la cantidad necesaria para elaborar nuestro pan, conviene que sobre una pequeña cantidad de masa madre que podremos seguir alimentando día tras día hasta conseguir multiplicar su cantidad o bien refrigerar durante varios meses para utilizar en otra ocasión, en cuyo caso habrá que volver a activarla alimentándola durante varios días.

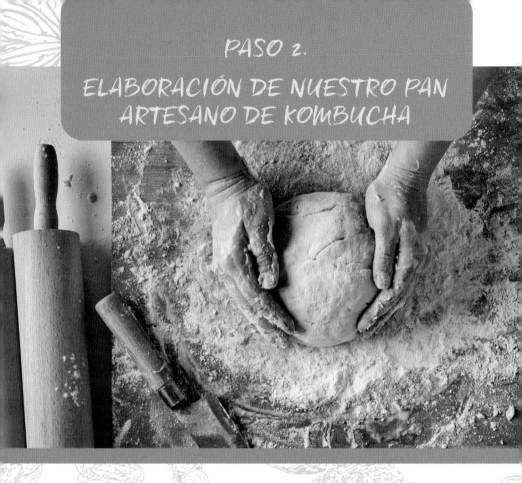

PASO 2.
ELABORACIÓN DE NUESTRO PAN ARTESANO DE KOMBUCHA

Ingredientes

- 500 g de harina de espelta
- 1 cucharada de psyllium
- 120 g de masa madre de kombucha
- 150 ml de agua a temperatura ambiente
- 100 ml de kombucha de té verde
- 1 cucharada de sal

Preparación

1 En una procesadora de alimentos mezclar todos los ingredientes durante unos minutos.

2 Después llevar la mezcla a una encimera previamente enharinada y comenzar a amasar durante al menos 10 minutos, haciendo pliegues en la masa y doblándola sobre sí misma para introducir aire y darle elasticidad.

3 Después dar forma de hogaza a la masa, ponerla en un bol y tapar con papel film. Dejar fermentar a temperatura ambiente durante 24 horas y transcurrido ese tiempo precalentar el horno y hornear a 180 grados durante 2 horas.

4 Antes de introducir nuestra hogaza en el horno hacer unos cortes (greñado) creando unas bonitas formas, para que los gases de la fermentación tengan un escape y nuestra hogaza mantenga su forma.

5 Sacar y dejar enfriar.

VINAGRE DE KOMBUCHA

#46

Cuando dejamos fermentar nuestra kombucha durante al menos 30 días o incluso más se consume todo el azúcar y se crea un medio muy ácido con un pH por debajo de 3, ya que aumenta la concentración de ácido acético (aproximadamente un 2 %). El sabor es tan ácido y avinagrado que ya no es agradable para beber. Pero sí podemos utilizar este vinagre de kombucha para muchas recetas y elaboraciones como las que describiré a continuación, o simplemente como aliño para ensaladas como un vinagre convencional.

Este vinagre de kombucha contiene incluso más enzimas digestivas, probióticos, vitaminas y ácidos orgánicos que nuestra kombucha, debido al largo tiempo de fermentación por lo que aporta muchos beneficios para nuestra microbiota y nuestra salud. Además, tiene un nivel de acidez más bajo que el de otros vinagres, lo que lo hace más amigable para su consumo.

Cuando conseguimos el sabor amargo y ácido que caracteriza al vinagre, podemos retirar el Scoby y embotellarlo sin peligro de que genere burbujas, ya que el contenido en azúcar es casi nulo. Podemos saborizar usando hierbas y especias frescas (1 o 2 cucharaditas por cada litro) como ajo, tomillo, romero, albahaca, menta, lavanda… y utilizarlo para hacer vinagretas, mayonesas, marinar carnes y pescados. O con fines no culinarios como, por ejemplo, para limpieza o desinfección de espacios, limpieza del cabello o tónico facial.

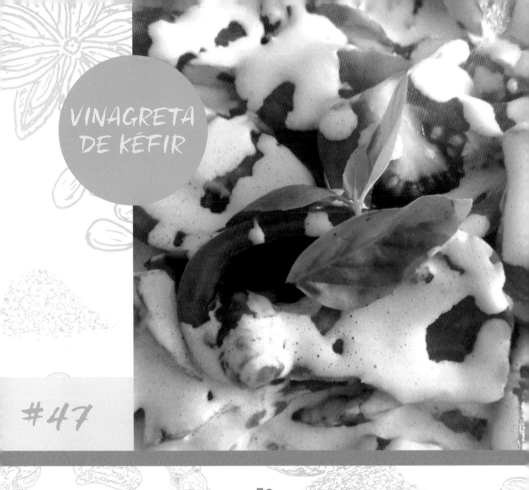

VINAGRETA DE KÉFIR

#47

Ingredientes

- 125 g de kéfir de cabra ecológico
- 70 ml de vinagre de kombucha
- 1 diente de ajo sin el germen
- 4 cucharadas de AOVE
- sal y pimienta al gusto

Unimos el vinagre y el kéfir para formar un probiótico con mucha chispa.

La acidez que resulta de esta combinación la hace ideal para aliñar ensaladas y dar un toque muy creativo ya que podemos utilizar otras hierbas o especias como perejil, eneldo, orégano, tomillo...

Preparación

1 Poner todos los ingredientes en una batidora y emulsionar hasta conseguir la textura deseada. Repartir en recipientes.

2 Utilizar nuestra vinagreta para aliñar ensaladas, pasta, unos tomates o conservar en la nevera durante tres o cuatro días.

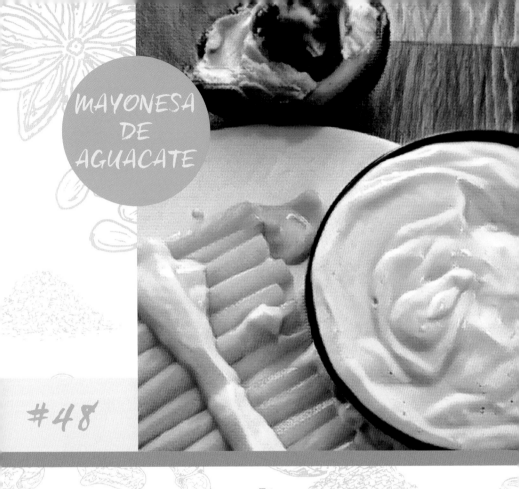

MAYONESA DE AGUACATE

#48

Ingredientes

- 1 aguacate maduro
- 1 huevo a temperatura ambiente
- 20 ml de vinagre de kombucha
- Ajo, especias (opcional)
- sal (opcional)

Una mayonesa casera deliciosa y diferente, ya que no solo tiene un color verde muy vistoso y apetecible, sino que esconde la magia probiótica del vinagre de kombucha y las maravillas del huevo: un multivitamínico de la naturaleza. Eso sí, hay que utilizar huevos de gallinas de suelo, muy importante para poder beneficiarnos de su densidad nutricional. Una grasa saludable que sacia y alimenta el cuerpo y el alma. Un verdadero placer para los sentidos.

Preparación

1 En el vaso de una batidora de mano echar primero el huevo, la sal, el aguacate y el vinagre.

2 Introducir el brazo de la batidora y pegarlo al fondo. No mover la batidora hasta que la base esté emulsionada; en ese momento levantar y seguir batiendo hasta obtener la textura deseada, sin sacar la batidora de la mezcla hasta no tenerla preparada totalmente.

Sugerencia: Si no se va a consumir la mayonesa en el momento podemos guardarla en la nevera en un recipiente cerrado durante un máximo de dos días. La podemos utilizar para acompañar unos espárragos, una ensaladilla rusa o cualquier pescado o marisco.

#49

Ingredientes

- 500 g de lomo de salmón limpio, sin piel ni espinas previamente congelado durante al menos 24 horas y descongelado en el frigorífico
- 50 ml de aceite de oliva virgen extra
- 200 ml de vinagre de kombucha
- eneldo
- pimienta negra molida y sal

Esta receta de marinado se puede hacer también con otro tipo de pescado como, por ejemplo, los boquerones o el bacalao. También sirve para marinar carnes como pollo, cerdo, etc.

El marinado es una técnica natural que permite cocinar los alimentos a través de los ácidos orgánicos, potenciando su sabor y creando una textura deliciosa. En este caso elijo el salmón, porque creo que es un pescado muy versátil, ya que, además de ser una proteína excelente, es una grasa saludable que aporta gran contenido de omega 3 EPA y DHA y vitamina D, grasas saludables que ayudan al buen funcionamiento del organismo y reducen la inflamación.

Preparación

1. Cortar el salmón en 4 lomos de aproximadamente 4 cm de ancho y de cada lomo hacer tiras de unos 2 cm de grosor.

2. Después, colocarlos en un plato y salpimentar. Cubrirlos con vinagre de kombucha. El vinagre y la sal son los que cocinan el pescado dejándolo muy tierno.

3. Dejar reposar en la nevera como mínimo 6 horas, aunque se puede dejar hasta 24 horas sin problema.

4. Transcurrido ese tiempo, se puede almacenar durante varios días en un tupper de cristal cubierto con aceite de oliva y eneldo que le dará un sabor muy rico, aunque se pueden utilizar otras especias si se prefiere como tomillo, romero, albahaca…

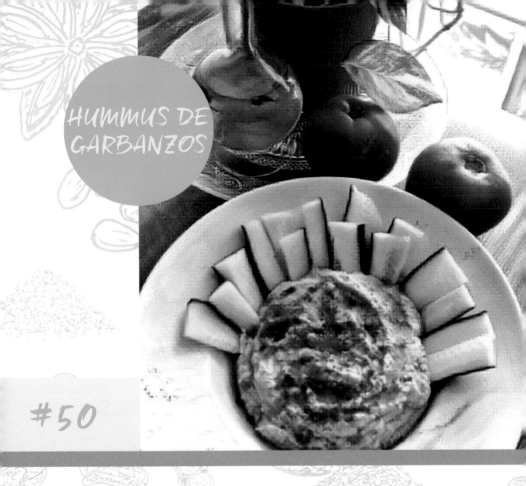

HUMMUS DE GARBANZOS

#50

Ingredientes

- 300 g de garbanzos cocidos
- 150 ml de vinagre de kombucha
- 1 diente de ajo sin piel y sin el germen (brote que lleva en su interior)
- 2 cucharadas de pasta tahini
- pimienta negra
- pimentón dulce
- 1 pizca de sal
- 30 ml de AOVE

Esta es la versión clásica del hummus de garbanzos que para mí resulta deliciosa, aunque podemos experimentar nuestra creatividad añadiendo otros ingredientes como remolacha o aguacate, que aportarán otros matices y añadiremos más nutrientes a la receta. Esta versión tiene un toque muy especial gracias a el vinagre de kombucha, que ayudará a que la legumbre se pueda digerir mucho mejor. Además, el vinagre de kombucha es más suave que otros vinagres, por lo que el toque de sabor será más sutil.

Preparación

1 En una batidora de vaso poner todos los ingredientes excepto el pimentón dulce y batir unos minutos hasta obtener una textura muy cremosa.

2 Servir en un recipiente y espolvorear el pimentón dulce y un chorrito de AOVE para decorar.

Sugerencia: Podemos tomarlo como entrante o aperitivo acompañado de unas crudités, o utilizarlo como acompañamiento de carnes, pescados, etc.

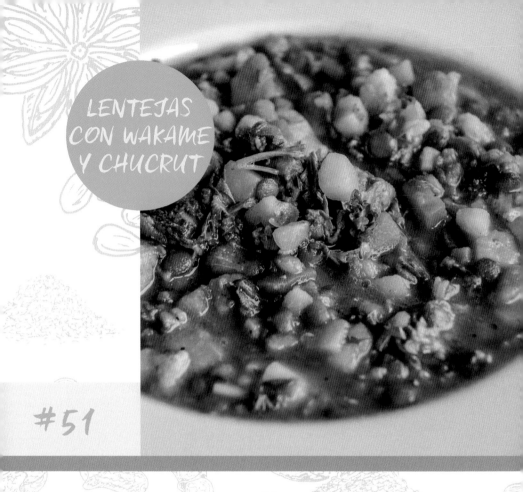

LENTEJAS CON WAKAME Y CHUCRUT

#51

Ingredientes

- 500 g de lentejas que lleven en remojo al menos 48 horas cambiando el agua cada doce horas
- 1 calabacín
- 1 nabo en dados pequeños
- 3 zanahorias en rodajas
- 1 pimiento rojo
- 1 pimiento verde

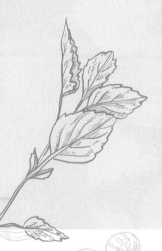

- 1 cebolla
- 1 puerro
- 1 rama de apio
- 2 dientes de ajo
- 2 cucharadas soperas de alga wakame deshidratada
- 1 hoja de laurel
- 1 cucharada de cúrcuma en polvo
- Aceite de oliva virgen extra
- un chorrito de vinagre de kombucha
- 1 cucharada sopera de chucrut
- Una cucharada de anacardos crudos

Preparación

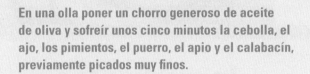

1 En una olla poner un chorro generoso de aceite de oliva y sofreír unos cinco minutos la cebolla, el ajo, los pimientos, el puerro, el apio y el calabacín, previamente picados muy finos.

2 Añadir al sofrito la cúrcuma, la pimienta negra y las algas y rehogar un par de minutos.

3 Agregar las lentejas y saltear un poco.

4 Cubrir con agua y añadir el laurel, la zanahoria y el nabo. Cocer a fuego medio unos 40 minutos.

5 Dejar templar y servir.

Sugerencia: Aliñar con un chorrito de vinagre de kombucha, los anacardos y una cucharada de chucrut para aportar microorganismos vivos a nuestro plato.

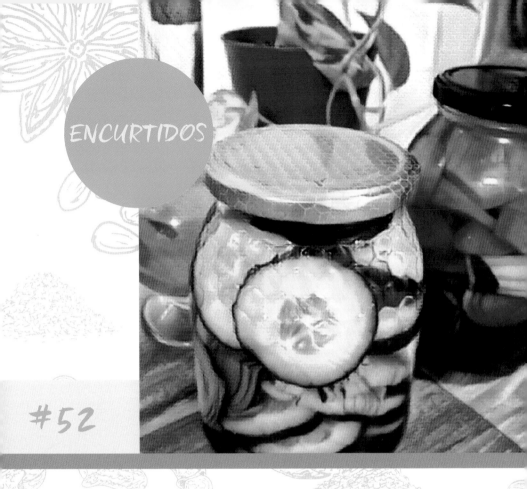

Ingredientes

- 1,5 litros de agua
- ½ litro de vinagre de kombucha
- una cucharada de sal

Los encurtidos en vinagre son una fantástica forma de conservar alimentos. Se pueden preparar con cualquier tipo de verdura y hortalizas. Además de favorecer a la microbiota, son desintoxicantes para el organismo y ayudan a la digestión de los alimentos.

Preparación

1 Esterilizar los tarros en agua hirviendo durante 10 minutos y después introducir los vegetales previamente lavados y cortados.

2 Rellenar con el conservante hasta tapar por completo y cubrir. Cerrar bien el tarro.

3 Dejarlo reposar unos días a temperatura ambiente y pronto estarán listos para comer. Después debemos conservarlos en el frigorífico durante aproximadamente un mes.

Sugerencia: Los podemos poner en ensaladas o comerlos solos como aperitivo y están muy ricos.

Las recetas que podemos hacer son infinitas y muy creativas, algunas ideas muy ricas son:

- Ajos con laurel
- Coliflor, pimiento rojo y bolas de pimienta negra
- Zanahorias con rodajas de lima
- Remolacha y jengibre
- Pepinos con semillas de mostaza
- Cebolla morada con hinojo

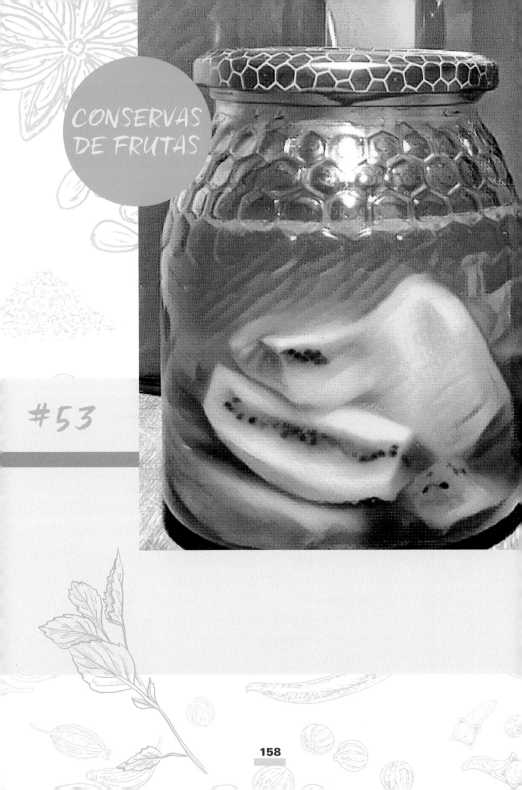

CONSERVAS
DE FRUTAS

#53

Una manera fantástica y muy interesante de conservar la fruta que se va a echar a perder es trocearla y meterla en vinagre de kombucha. Este método permite conservar la fruta unos meses sin tener que congelarla. Este tipo de preparado tiene varias ventajas como que el vinagre aportará microorganismos vivos y ácidos orgánicos muy beneficiosos para nuestra salud y un sabor ácido que hará de nuestra fruta el acompañamiento perfecto de quesos, embutidos, carnes, e incluso como ingrediente extra para ensaladas. Sabores muy especiales surgen de esta sinergia entre la fruta y el vinagre, alquimia en estado puro.

Algunas ideas que podemos hacer y quedan muy ricas son conservas de kiwi, melón, manzana, melocotón, sandía y cualquier fruta que se vaya a echar a perder o esté madura y no la vayamos a consumir. Con el vinagre tendrá una segunda vida con mucha chispa.

Preparación

1

Solo tenemos que trocear la fruta e introducirla en un bote de cristal y cubrirla con vinagre de kombucha. Después, la magia de las *acetobacter* hará el resto. Si lo dejamos a temperatura ambiente se creará un nuevo Scoby en la superficie que protegerá la fruta por unos días. Si lo refrigeramos, podremos conservarlo durante un mes.

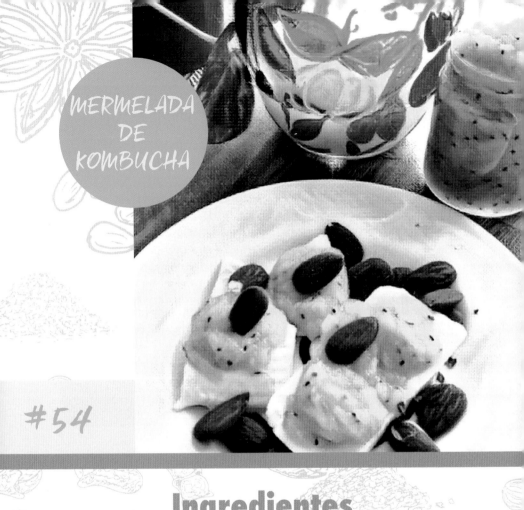

MERMELADA DE KOMBUCHA

#54

Ingredientes

- 500 g de nuestra fruta preferida (en este caso he utilizado kiwi)
- 50 g de azúcar moreno
- 50 ml de kombucha
- 1 scoby

Esta es una receta de aprovechamiento, pues no solo daremos una segunda vida a aquella fruta que está a punto de echarse a perder o que nos gusta tener disponible todo el año, y a veces no es posible porque son de temporada corta, sino que además aprovecharemos un Scoby para fermentar nuestra fruta y así le daremos otro uso diferente, ya que solemos acumular muchos Scobys cuando hacemos kombucha de manera regular.

El Scoby es una especie de gelatina que forman las bacterias del ácido láctico y del acético y algunas levaduras que actúan de manera simbiótica, se puede comer sin ningún tipo de problema pero su textura gelatinosa no suele ser muy agradable. En este caso, al triturarlo, lo podemos comer sin apenas notarlo y además aporta cremosidad a nuestra mermelada. Esta mermelada tiene un toque especial y diferente, un sabor ácido que la hace ideal para combinar tanto con sabores dulces como salados.

Preparación

1 En un cazo poner la fruta troceada y el azúcar y cocinar a fuego lento durante 30 minutos. Después dejar enfriar.

2 Cuando esté a temperatura ambiente añadir la kombucha y el Scoby y triturar con una batidora durante un minuto hasta obtener una textura cremosa.

3 Después, guardar en un bote de cristal y almacenar en la nevera. Consumir en unos 15 días. Podemos utilizarla para untar en tostadas para desayuno o merienda.

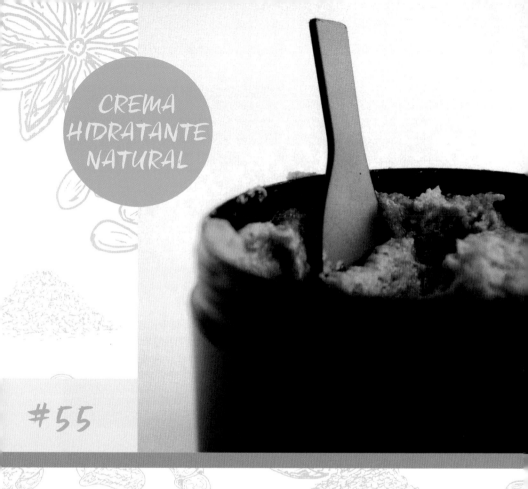

CREMA HIDRATANTE NATURAL

#55

Ingredientes

- un Scoby de kombucha
- 100 ml de aceite de coco virgen extra de primera presión en frío
- 30 gotas de aceite esencial de lavanda orgánico y de grado terapéutico

  El aceite esencial tiene una gran capacidad regeneradora y reparadora de la piel. Además, aportará un aroma agradable que suavizará el olor ácido del Scoby.

Datos

Otro uso que podemos hacer de nuestro remanente de Scobys es utilizarlos como base de nuestra cosmética natural. En este caso vamos a hacer una crema hidratante que nos aportará muchos beneficios. Será un buen nutriente para nuestra piel, que es una gran mucosa con microbiota propia y que se beneficiará de la diversidad de microorganismos vivos que aportará nuestro Scoby.

Preparación

1 Batir todos los ingredientes en una batidora de vaso y guardar la mezcla en un tarro de cristal.

2 Hay una sabiduría natural que dice que «no pongas en tu pelo ni en tu piel nada que no puedas comer». En este caso lo cumplimos a la perfección, ya que esta crema es totalmente natural, sin ningún tipo de conservante. ¡Hasta la podríamos comer!

La única precaución que tenemos que tener es no utilizarla durante el día, ya que el aceite de coco podría generar manchas en la piel al exponernos al sol. Lo ideal es utilizarla en la rutina de la noche, después de limpiar la piel de la cara con un tónico suave, hidratar la piel con nuestra crema natural de kombucha. O después de una ducha nocturna podemos aplicarla como hidratante corporal antes de dormir.

Se puede conservar en la nevera durante varios meses o a temperatura ambiente durante un mes. Antes de utilizarla podemos sacar una pequeña cantidad unos 30 minutos antes del frigorífico para que se temple a temperatura ambiente y sea más fácil de extender y aplicar.

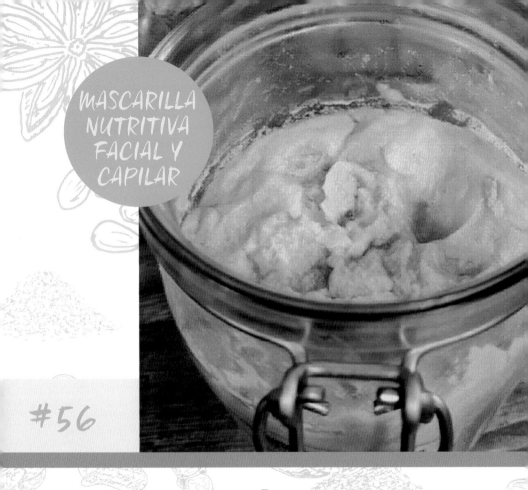

MASCARILLA NUTRITIVA FACIAL Y CAPILAR

#56

Ingredientes

- 200 g de manteca de karité orgánica
- 1 scoby de kombucha
- 50 gotas de aceite esencial de *ylang ylang* orgánico y de uso terapéutico

Si mezclamos nuestro SCOBY con manteca de karité obtendremos una mascarilla súper nutritiva para aplicar tanto en el pelo como en la cara una o dos veces por semana.

Recomiendo añadir unas gotas de aceite esencial de *ylang ylang* para obtener un aroma agradable y aportar sus muchas propiedades reparadoras y regenerativas.

La manteca de karité tiene un gran poder hidratante y nutritivo por lo que se obtiene una mezcla muy eficaz para cuidar nuestra piel y nuestro cabello que proporcionará un extra de nutrientes respetando la microbiota de la piel y del cuero cabelludo.

Preparación

1 En una batidora de vaso triturar todos los ingredientes hasta conseguir una textura de crema.

2 Después, echarla en un bote de cristal y guardarla en el frigorífico durante varios meses. Utilizar regularmente en piel y cabello una o dos veces por semana, dejando actuar unos 20 minutos y después aclarar con abundante agua.

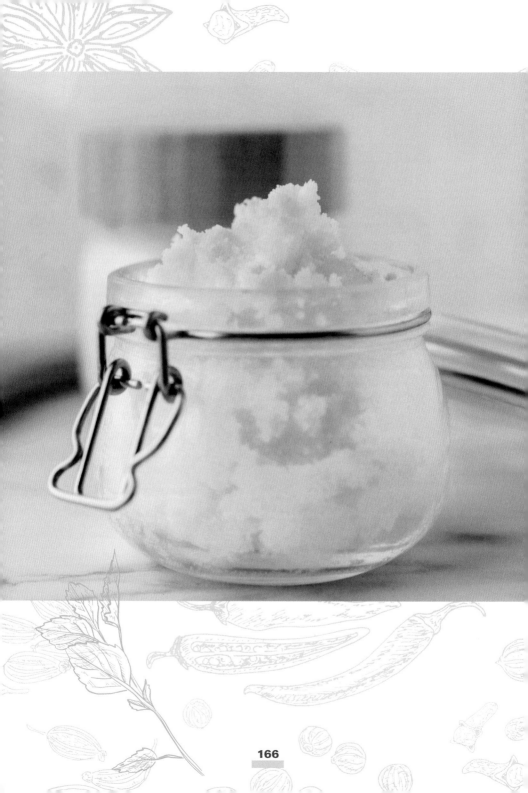

Otros probióticos
fáciles de hacer en casa

La fermentación es una técnica muy fácil y económica. Podemos hacer muchos alimentos fermentados en nuestra casa de manera fácil siguiendo unos pasos sencillos y unas medidas de higiene básicas.

Realizar nuestros propios fermentos en casa es una tarea divertida que tiene una recompensa muy gratificante. Además, hace que desarrollemos cualidades y valores como la paciencia, el mimo, el cariño hacia el alimento final… Todos estos «ingredientes» o factores favorecen la nutrición tanto a nivel físico como emocional. Poder degustar los fermentos elaborados por uno mismo tras haber participado en el proceso de cuidado y observación de cómo se produce la magia de los microorganismos es realmente algo bello y enriquecedor.

El objetivo de este libro es compartir mi experiencia con la kombucha, pero también dar a conocer otros alimentos fermentados que cualquier persona puede realizar en su casa sin dificultad y que van a enriquecer la alimentación y la salud de las personas.

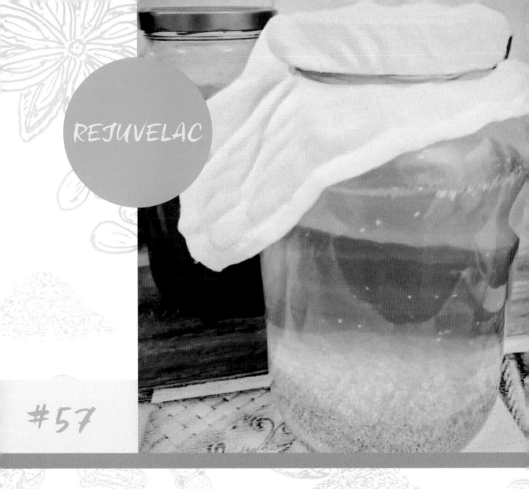

REJUVELAC

#57

Ingredientes

- 100 g del grano de tu elección, en este caso voy a utilizar quinoa
- 1 l de agua mineral
- un frasco de cristal de al menos 1,5 litros de capacidad
- gasa y goma elástica
- un colador

El rejuvelac es una bebida fermentada que se realiza a través de germinados de cereales, legumbres o semillas que fermentamos con agua durante varios días.

La bebida que obtenemos es un elixir repleto de enzimas vivas a la que se le atribuyen propiedades regeneradoras de donde procede su nombre. Además, posee probióticos vivos que ayudan a nuestro sistema digestivo y benefician a nuestra microbiota intestinal.

Es una bebida muy fácil de hacer y muy económica. Podemos usar cualquier grano como puede ser quinoa, trigo sarraceno, lentejas, semillas de chía, brotes de alfalfa… Siempre que sean granos enteros que aún conserven su cáscara, es decir, integrales y a poder ser de cultivo ecológico para asegurarte de que no tengan pesticidas. Los granos deben estar vivos, es decir, han de germinar en un par de días como mucho. Esto es importante porque a veces, si el grano es viejo o no se ha conservado adecuadamente puede no germinar.

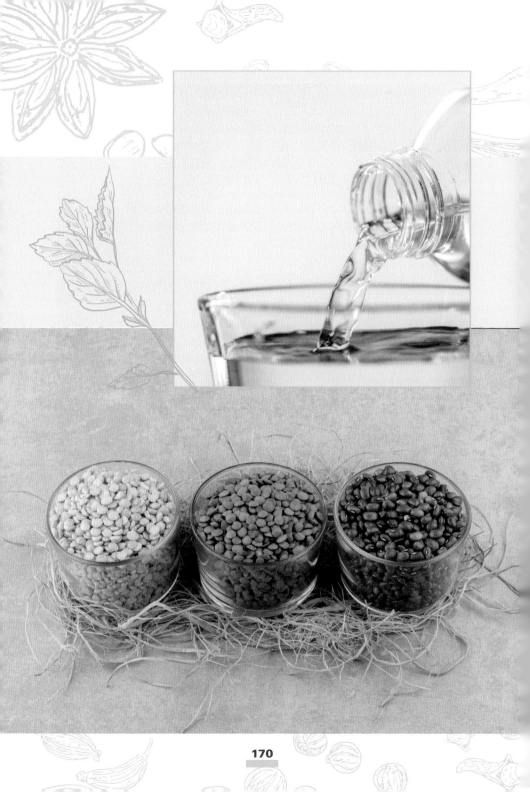

Preparación

1 Poner en remojo la quinoa durante un mínimo de 12 horas.

2 Después, pasarlo a un colador y cubrirlo con una gasa para que no le dé la luz y dejarlos germinar durante dos días a temperatura ambiente. Durante este proceso de germinado hay que remojar los granos un par de veces cada día.

3 Al cabo de dos o tres días el grano habrá germinado y será el momento de pasarlo a bote de cristal y añadir el agua. Seguidamente, taparlo con la gasa y ponerle la goma para cerrarlo bien y protegerlo de posibles insectos.

4 Ahora hay que dejarlo fermentar durante unos días en un lugar cálido, dependiendo de si hay más o menos temperatura en el ambiente.

5 Sabremos que está listo cuando el agua se vea de un color blanquecino y se vea alguna burbuja. En ese momento podemos colar el líquido y embotellarlo para refrigerar durante un par de semanas o consumir a temperatura ambiente en dos o tres días.

Sugerencia: Se puede tomar solo, pero no tiene un sabor muy agradable, por lo que es recomendable consumirlo mezclado con zumos, leches vegetales, batidos o añadir el zumo de medio limón exprimido y tomarlo por las mañanas en ayunas para activar la limpieza y el correcto funcionamiento de tu sistema digestivo.

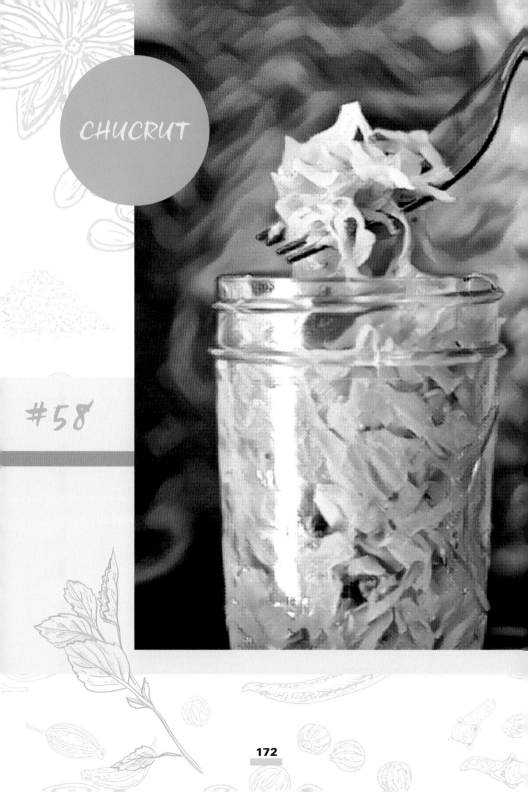

CHUCRUT

#58

El chucrut es un alimento fermentado que se elabora a través de fermentar col o repollo en su propio jugo con una pequeña proporción de sal. La sal actúa como conservante, evitando que se desarrollen bacterias dañinas, pero permitiendo que lo hagan las beneficiosas para nuestra microbiota. Estos microorganismos se alimentan de los carbohidratos de la verdura y las transforman en diferentes probióticos que podrán reforzar nuestro ecosistema microbiano al ingerirlos.

Esta es una fermentación láctica que consiste en privar a las bacterias y las levaduras del oxígeno y mediante este proceso producen ácido láctico y dióxido de carbono. Por lo general, es un proceso eficaz y seguro, pero puede ocurrir que haya oxígeno alrededor de la col y crezca alguna bacteria o moho que nos eche a perder el fermento. En este caso hemos de desechar el bote entero. El resultado es un alimento con un sabor intenso y ligeramente ácido, ideal para aliñar ensaladas o añadir a guisos de legumbres, pasta, arroz, acompañar carnes y sopas principalmente, pero siempre sin calentar para no destruir a los microorganismos vivos que contiene.

El chucrut es un alimento muy rico en vitamina C, la cual influye directamente en la formación del colágeno y en la absorción del hierro. También tiene una gran cantidad de vitamina A, esencial para tener una buena visión y de vitaminas del grupo B que ayudan a la formación de los glóbulos rojos y a la conversión de los alimentos en energía. También es rico en minerales como el hierro, el potasio o el calcio.

Ingredientes

- 1 repollo entero o col lombarda preferiblemente de cultivo ecológico
- sal, el 2 % del peso de la col
- un bote de cristal con cierre hermético con goma y boca ancha para que entre nuestro puño
- especias al gusto: bolas de pimienta negra, bayas de enebro, anís estrellado, raíz de jengibre, eneldo

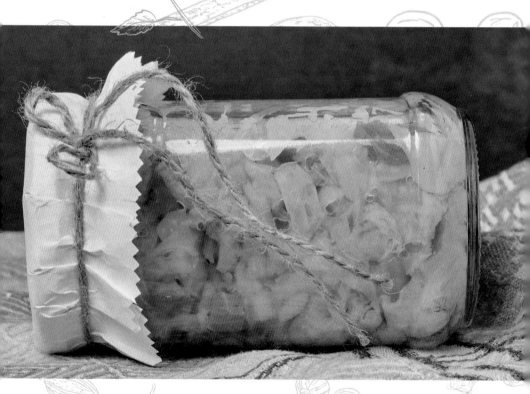

Preparación

1. Lavarnos las manos a conciencia, pues las vamos a utilizar mucho en esta elaboración. Después, lavar muy bien la col y retirar 3 o 4 hojas de la capa externa y reservarlas.

2. Cortar la col en juliana, ponerla en un bol y añadir la sal. Masajear con las manos durante unos minutos hasta que comience a soltar líquido. Cuando suelte suficiente agua, introducirla en el bote con cierre hermético, que permitirá la expulsión del gas que se crea en el proceso de fermentación. Añadir las especias que queramos y a la vez vamos prensando la col en el bote con la ayuda de nuestro puño y exprimiendo aún más el propio jugo para que quede bien cubierta por él.

3. Por último, poner en la superficie las hojas de la col enteras que hemos reservado al principio; doblarlas para que hagan presión sobre la col y la mantengan sumergida, esto ayudará a que no entre nada de oxígeno y se pueda llevar a cabo perfectamente la lactofermentación.

4. Cerrar el bote y dejar reposar durante 4 semanas en un lugar donde no reciba luz directa. Pasado este tiempo mantener en el frigorífico para ralentizar la fermentación, que alcanzará su punto álgido al cabo de 6 u 8 semanas, pero que ya podemos empezar a consumir y degustar. Los primeros días del proceso puede salir un poco de líquido a causa del gas producido, por lo que es recomendable poner el bote sobre un plato hondo para recoger el líquido sobrante.

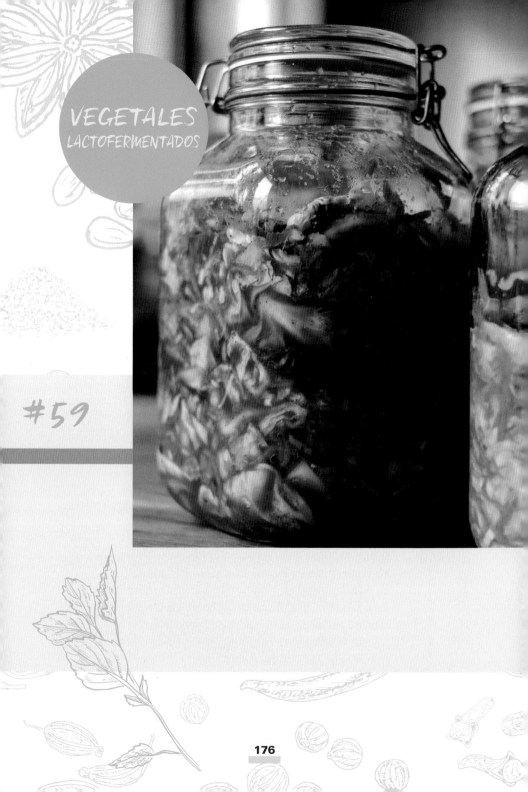

VEGETALES
LACTOFERMENTADOS

#59

A partir de la receta del chucrut podemos inspirarnos para hacer recetas con otros vegetales que podemos fermentar para obtener muchos otros sabores, colores y nutrientes diferentes.

La lactofermentación es un proceso natural que realizan las bacterias del ácido láctico, principalmente los *lactobacillus,* que están presentes en muchos alimentos de origen vegetal (sobre todo en las raíces como el nabo o la zanahoria y también en la piel de las coles) y que forman parte de nuestro sistema digestivo y otras mucosas como la piel y la zona genital principalmente, por lo que su consumo enriquece nuestra microbiota.

Estas bacterias transforman los azúcares de los alimentos en ácido láctico y en dióxido de carbono. El ácido láctico inhibe el crecimiento de otros microorganismos que pueden ser perjudiciales para nosotros y pueden dañar el alimento. Durante este proceso se forman una serie de organismos vivos que siguen activos cuando llegan a nuestro intestino y nos aportan grandes beneficios para nuestra salud. Además, potencian los niveles de ciertas vitaminas y enzimas presentes en los alimentos, haciendo que sean mucho más nutritivos.

Casi todas las frutas y verduras se pueden fermentar. Podemos crear infinidad de recetas y combinaciones con especias para conseguir sabores realmente

Datos

variados y muy originales. Con este tipo de fermentación conseguimos potenciar los nutrientes, vitaminas y minerales de los vegetales que vamos a utilizar.

Podemos realizar la lactofermentación de dos formas diferentes, pero en ambas necesitamos utilizar sal en pequeñas proporciones para frenar la evolución de las bacterias que no participan en el proceso fermentativo.

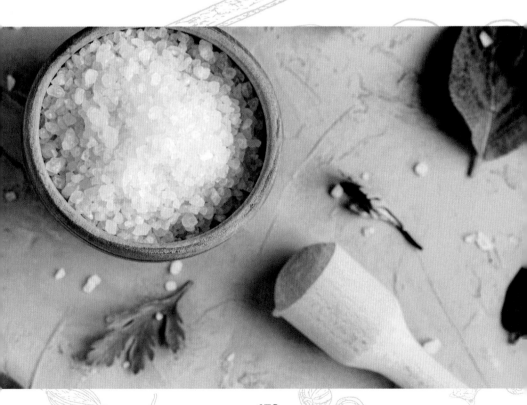

Preparación

Tipos de lactofermentación:

En su propio jugo: es la forma en la que se elabora el chucrut y se hace cortando los vegetales elegidos en juliana y masajeándolos para extraer el líquido tras añadir una proporción de sal del 2 %, es decir, de 20 gramos de sal por cada kilo de alimento. La fermentación se realiza en su propio jugo (sin oxígeno) en un bote con cierre hermético. Los dejamos en un lugar oscuro y fresco durante una semana y transcurrido ese tiempo estarán listos para consumir.

En salmuera: consiste en una solución de agua con sal a una concentración del 2 %, que es una proporción de 20 gramos de sal por cada litro de agua. De esta forma se conserva el crujiente de los vegetales, que cortaremos en forma de bastones, rodajas o dados según elijamos para hacer las combinaciones que más nos apetezcan.

Una de las recetas que suelo hacer con más frecuencia es la de vegetales lactofermentados en su jugo como, por ejemplo: zanahoria, pimiento rojo, cebolla y calabacín. Todo bien picadito, añado unas bolitas de pimienta negra y jengibre rallado para darle un toque picante y divertido, lo masajeo unos minutos para extraer el máximo de jugo posible y lo aprieto bien en un tarro de cristal de manera que quede bien cubierto por su jugo. Me encanta utilizarlo para aliñar las ensaladas con una explosión de sabor.

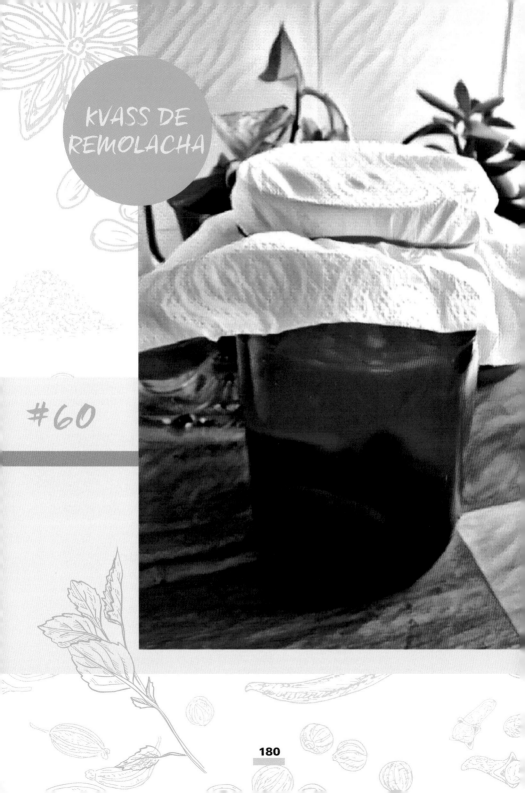

KVASS DE REMOLACHA

#60

Datos

El kvass de remolacha es una bebida lactofermentada rica en probióticos que se hace a través de fermentar remolacha cruda en salmuera (agua con sal). Se cree que procede de Rusia o Ucrania y se le atribuyen muchas propiedades beneficiosas para el sistema digestivo, inmunitario, circulatorio y nervioso.

Tiene muchos beneficios, entre los que destaca su alto contenido en vitamina C, folato, potasio, magnesio, manganeso, hierro… Además, contiene betaína, que es un fitonutriente que ayuda a producir ácido clorhídrico en el estómago, algo indispensable para tener una buena salud digestiva y mantener a raya a los microorganismos patógenos e impedir el sobrecrecimiento bacteriano donde no corresponde.

Al ser una bebida fermentada, tiene mucho más interés nutricional que el simple licuado de remolacha, porque, además de contener menos azúcar, ya que esta es consumida por las bacterias beneficiosas en el proceso de fermentación, se ven potenciadas las vitaminas, oligoelementos, minerales, antioxidantes y fitonutrientes que contiene la remolacha de por sí. Es una bebida que tradicionalmente se ha utilizado para cuidar la salud del hígado por su poder desintoxicante gracias a la betalaína. Tiene un color rojo intenso y un sabor dulce y terroso con un toque algo salado y picante.

Ingredientes

- 200 g de remolacha orgánica sin pelar, bien lavada para eliminar los restos de tierra
- Un trozo de raíz de jengibre ecológico con piel
- salmuera al 2 % (20 g de sal por litro de agua sin cloro)
- una botella de cristal con cierre *flip off* de 1 litro de capacidad

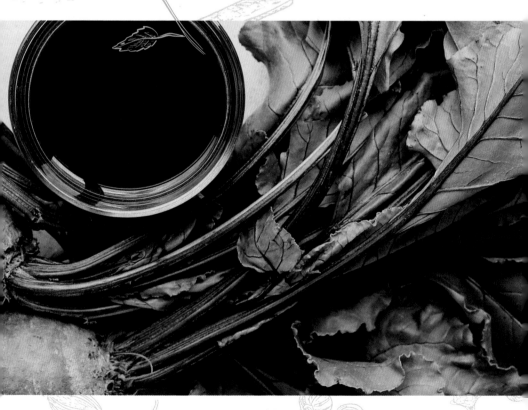

Preparación

1 Cortar la remolacha en tiras finas y alargadas para que entren por el cuello de la botella e introducirlas.

2 Hacer lo mismo con la raíz de jengibre y cubrir con la salmuera hasta el cuello de la botella. Cerrarlo y agitarlo unos instantes con intensidad para disolver bien la sal.

3 Se puede añadir algunas otras especias como clavo o canela, si nos apetece experimentar otras mezclas de sabores, e incluso cortezas de cítricos como limón o naranja.

4 Dejar fermentar la bebida entre 1 y 4 semanas a temperatura ambiente y en un lugar oscuro, dependiendo de si hace más o menos calor y del sabor que queramos obtener. Tenemos que abrir la botella todos los días para sacar la presión, ya que esta fermentación produce gas. Además, tenemos que agitar la botella para que no se forme una capa de levaduras en la superficie que forman como una espuma blanca y que, aunque no es perjudicial, resulta algo desagradable.

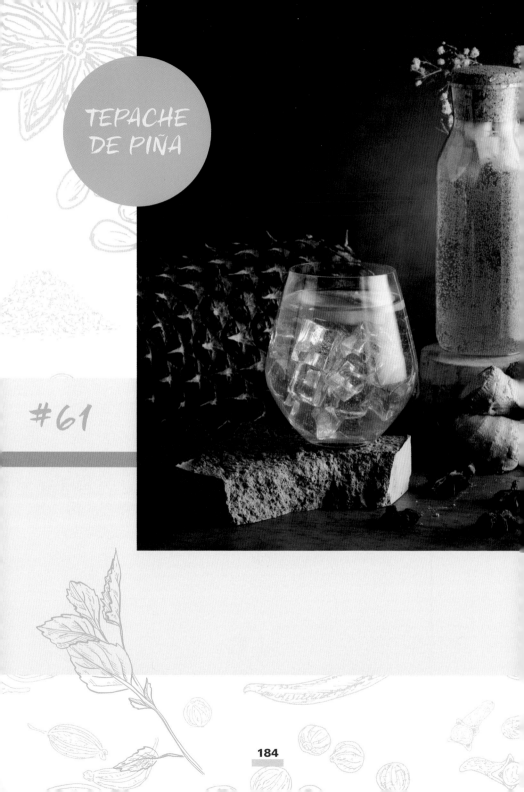

TEPACHE DE PIÑA

#61

El tepache es una bebida fermentada originaria de México, pero cada vez más extendida. Se puede elaborar con maíz (de ahí procede su nombre) o con frutas dulces. A mí personalmente la versión que más me gusta es la del tepache de piña. Este se elabora a través de la fermentación espontánea de la cáscara de la piña con azúcar durante al menos 3 días a una temperatura de entre 25 y 30 grados °C. Cuando el azúcar y la fruta fermentan, se produce una bebida con una baja graduación alcohólica (entre 1 y 2 grados de alcohol) y llena de propiedades y beneficios para el sistema digestivo y para la salud en general*.

Es una bebida rica en vitamina C, vitaminas del grupo B, magnesio, hierro, fibra dietética y antioxidantes, además de ser un gran diurético y digestivo natural, todas propiedades características de la piña que se potencian con la fermentación. Está llena de probióticos vivos que contiene la cáscara de la piña y que se multiplican creando una gran cantidad de bacterias beneficiosas que consumen el azúcar en casi toda su totalidad. Es una bebida muy refrescante y de muy fácil preparación. Su sabor recuerda a la cerveza pero con un toque dulce y añejo.

---

* El grado alcohólico dependerá del tiempo de fermentación y reposo de los ingredientes, siendo cada vez mayor según pasan los días hasta llegar a convertirse en vinagre de piña.

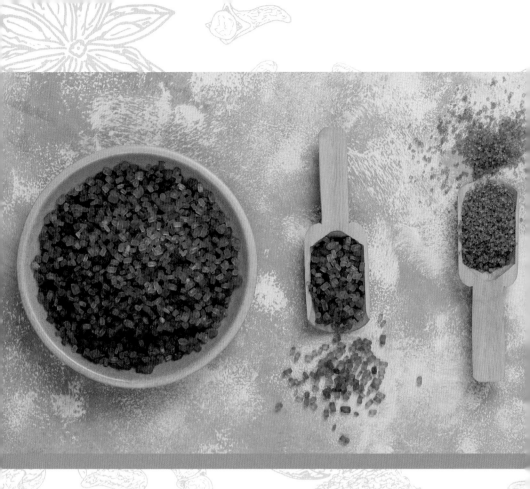

Ingredientes

- cáscaras de una piña grande y madura
- 1 taza de azúcar morena
- 1 rama de canela
- 3 clavos de olor
- 2 l de agua mineral

Utensilios:

- un bote de cristal de unos 3 l de capacidad
- una gasa y una goma elástica
- una cuchara de madera

Preparación

1 Lavar bien la piña. Pelar la piña con un cuchillo afilado para retirar la cáscara. Echar las cáscaras de piña en el bote de cristal junto con la rama de canela y los clavos de olor, añadir el azúcar moreno y cubrir con el agua. Remover bien con la cuchara de madera para que se disuelva correctamente el azúcar, tapar con la gasa y fijar con la goma elástica para que respire.

2 Dejarlo reposar durante 24 horas y al cabo de ese tiempo retirar la espuma blanca que se ha formado en la superficie con la cuchara de madera. Después, volver a tapar con la gasa y dejar reposar durante otras 48 horas.

3 Cuando ya esté fermentado, se formará una película blanca en la superficie que hemos de retirar.

4 Por último, colarlo e introducirlo en botellas de vidrio con cierre *flip off* para refrigerar y consumir más adelante.